통증 안녕!

30초 스트레칭

사코다
가즈야 지음

최말숙 옮김

시공사

프롤로그

　나는 일본 가나가와 현 후지사와 시에서 허리 통증 전
문 정체원(整体院, 뒤틀린 뼈와 관절로 인해 발생하는 통증을
지압 및 마사지, 스트레칭 등의 방법으로 교정해주고 몸의 상
태를 개선하는 것을 목적으로 하는 곳-옮긴이) '가즈KAZU'
를 운영하고 있다.

　고등학생 때부터 품었던 "우리 몸은 왜 아플까?"라는
의문은 "온몸은 유기적으로 연결되어 있다."는 결론으로 나
를 오늘날까지 이끌었다. 지압사로 일하면서 깨달은 사실
은, 일시적인 통증 감소가 아닌 통증의 재발을 막기 위해서
는 환자 스스로 생활 습관을 개선해야 한다는 것이다.

　나는 통증을 호소하는 환자들에게 시술만 해주는 것이
아니라, 스트레칭하는 방법과 바른 자세를 만드는 방법을
가르쳐주고 직접 실천하도록 도왔다. 그러자 많은 환자들
이 겪었던 통증이 호전되는 결과가 나왔다.

　이 책에서는 통증의 원인을 찾는 방법, 통증의 원인을
바로잡는 스트레칭, 통증 없는 몸을 만드는 바른 자세 등에
대해서 간결하게 설명한다.

　허리에 통증이 있다고 해서 무조건 허리에 문제가 있
는 것은 아니다. 통증의 진짜 원인을 알면 반드시 통증에서

벗어날 수 있으니 힘들더라도 포기하지 말길 바란다. 이 책을 읽은 독자들이 허리 통증이나 어깨 결림에서 해방된다면 저자로서 더없이 기쁠 것이다.

사코다 가즈야

차 례

1장
'가즈식' 스트레칭이란?

2장
어느 부위가 아픈지 확인

3장
허리와 어깨 통증을 해소하는 스트레칭

4장

무릎 통증을 해소하는 스트레칭

5장

바른 자세를 만드는 스트레칭

6장
'가즈식' 스트레칭 체험자들의 이야기

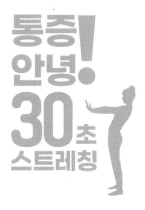

'가즈식'
스트레칭이란?

지금부터 소개하는 가즈식 스트레칭은 통증을
없애는 스트레칭이 아니라, 통증의 진짜 원인을
찾는 스트레칭이다. 통증의 원인이 되는
부위를 회복시켜 통증을 근본적으로 해소하자.

통증의 원인을 바로잡는
가즈식 스트레칭

핵심부터 말하자면 가즈식 스트레칭은 통증을 없애는 스트레칭이 아니라 통증의 진짜 원인을 찾는 스트레칭이다. 무슨 말인지 지금부터 차근차근 살펴보자.

먼저 허리 통증이나 어깨 결림 등의 통증은 왜 생기는지 그 원인을 알아보자. 암, 추간판 탈출증(디스크), 내장 질환 또는 스트레스성 질환이 원인인 경우를 제외하면 환부를 둘러싸고 있는 근육의 경직이나 염증이 허리 통증과 어깨 결림을 일으키는 주된 원인이다.

그렇다면 아픈 부위를 마사지해 근육을 풀어주거나 파스를 붙여 염증을 가라앉히면 통증은 사라질까? 그렇지 않다. 통증으로 오랫동안 병원을 다니는 사람이 많을 텐데 그 사람들에게 해주고 싶은 말이 있다. 대부분의 허리 통증과 어깨 결림은 통증을 느끼는 부위가 아닌 관련된 다른 부위에 원인이 있다. 여기서 말하는 다른 부위란 통증을 느끼는 부위에서 조금 떨어진 관절 주변을 말한다. 허리 통증의 경우 골반과 고관절 주변 근육이고 어깨 결림의 경우 어깨뼈(견갑골)와 가슴 근육이다. 이 부위가 경직되면 운동능력이 떨어지고 관절의 가동 범위(특정 동작을 취했을 때 관절과 근육을 움직일 수 있는 영역)가 감소한다.

그렇게 되면 인접한 관절이 움직이지 못하는 대신 허리나 어깨를 과도하게 사용해 근육이 긴장하거나 늘어나고 관절의 움직임이 나빠진다. 이 상태가 지속되면 관절에 과부하가 걸려 허리 통증이나 어깨 결림이 발생한다.

지금까지 '우리 몸은 유기적으로 연결되어 있다.'는 사고방식을 토대로 허리 통증과 어깨 결림이 발생하는 메커니즘을 설명했는데 가즈식 스트레칭 또한 운동 연쇄 이론에 근거한다.

야구를 예로 들어보자. 코치가 투수에게 "공을 던질 때는 팔뿐만 아니라 몸 전체를 사용해 던져."라고 지도하는 이유는, 공의 속도와 위력을 끌어올리는 것은 물론이고 허리와 다리를 잘 사용하면 어깨와 팔꿈치에 가해지는 부담을 줄일 수 있기 때문이다. 투수가 팔의 힘만으로 빠른 공을 계속 던진다면 어깨와 팔꿈치에 무리가 갈 것은 불 보듯 뻔한 일이다. 이는 어깨뼈 주변 근육의 긴장이 원인이 되어 어깨 결림이 발생한다는 논리와 일치한다.

앞서 말했듯 가즈식 스트레칭은 통증을 없애는 스트레칭이 아니라 통증의 진짜 원인을 찾는 스트레칭이다. 지금부터 소개하는 스트레칭은 통증이 있는 허리나 어깨가 아닌 관련된 부위를 회복시켜 통증을 근본적으로 해소하는 스트레칭이라고 할 수 있다.

많은 의사가 허리 통증과 어깨 결림을 치료하기 위해 전기 치료, 온열 치료, 마사지 등을 실시한다. 치료 부위의 통증은 분명 완화될 것이다. 하지만 통증의 원인을 바로잡지 않는 것은 임시방편에 불과하다. 통증을 근본적으로 해소하지 않는 한 통증은 다시 찾아온다. 이 책을 읽는 독자 상당수가 통증에 시달리고 있을 것이다. 가즈식 스트레칭으로 허리 통증과 어깨 결림을 해소할 때 중요한 점은 스트레칭을 습관화해야 한다는 점이다.

허리 통증과 어깨 결림은 대부분 잘못된 생활 습관에서 비롯된다. 오랜 시간 뿌리내린 나쁜 습관의 결과인 것이다. 그중에서도 많은 영향을 미치는 것이 자세다. 나쁜 자세야말로 허리 통증과 어깨 결림을 유발하는 가장 큰 원인이다.

바른 자세에 대해서는 다른 장에서 설명하겠지만 나쁜 자세가 오랜 습관이 된 사람이 바른 자세를 되찾는 일은 오른손잡이가 왼손잡이로 되는 것만큼 어렵다. 이 점을 염두에 두고 스트레칭을 시작하길 바란다.

가즈식 스트레칭은 우리 몸이 유기적으로 연결되어 있다는 점에 착안해 개발했다. 여러 관절을 동시에 펴주는 스트레칭이기에 1회당 30초라는 짧은 시간으로도 효과를 볼 수 있다. 1회 30초 스트레칭을 1시간 동안 하는 게 이상적

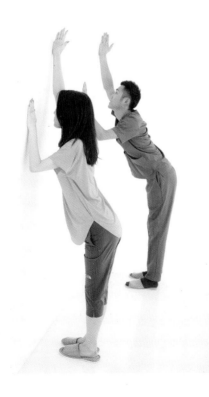

스트레칭을 습관화해 허리 통증과 어깨 결림을 해소하자.

이지만 그것이 어렵다면 아침, 점심, 저녁 세 번에 나눠서
해도 괜찮다. 몸이 경직되어 있다면 아프면서도 시원한 정
도까지만 하면 된다. 가장 중요한 것은 매일 규칙적으로 하
는 것이다. 바른 자세를 되찾아 100세 인생을 준비하자.

가즈식 스트레칭 체험 후기

**스트레칭으로 통증을 극복한
사람들의 체험담을 짧게 소개한다.**

※개인마다 스트레칭 효과는 다를 수 있다.

오랫동안 허리 통증으로 고생하는 사람들에게 가즈식 스트레칭을 추천하고 싶습니다. 통증 완화에 큰 도움이 되는 스트레칭을 알려줍니다.

(A씨, 사이타마 시 거주)

가즈식 스트레칭은 통증의 원인을 없애는 스트레칭이기에 통증을 일시적으로 완화하는 것이 아니라 근본적으로 개선해줍니다. 이 점이 다른 스트레칭과 차별되는 점입니다.

(A씨, 요코하마 시 거주)

스트레칭을 시작하고 통증이 완전히 사라졌지만 지금도 꾸준히 스트레칭을 하고 있습니다.

(B씨, 사이타마 시 거주)

일시적인 통증 해소가 아닌 통증의 원인을 제거해주는 가즈식 스트레칭을 꾸준히 하다 보니 어느새 통증이 사라졌습니다.

(H씨, 가와사키 시 거주)

통증에서 해방되어 상쾌한 아침을 맞을 수 있게 되었습니다. 한동안 못하던 일도 다시 시작할 수 있었습니다.

(K씨, 하다노 시 거주)

허리 통증에 시달리는 사람들에게 가즈식 스트레칭을 꼭 해보라고 권하고 싶습니다. 통증의 원인을 알면 반드시 통증을 개선할 수 있습니다.

(H씨, 가와사키 시 거주)

지압과 파스로 낫지 않던 허리 통증, 치료의 한계에 부딪쳤던 학생 시절

내가 지압사(접골사)가 된 계기는, 고등학교 2학년 때 유도 연습을 하다가 부상을 당한 후 허리 통증에 시달리던 일에서 비롯됐다. 여름 합숙 훈련 중 업어치기 연습을 하다가 허리를 다쳐 제대로 걸을 수 없었다. 대부분의 사람들은 운동하다 몸을 다치면 뼈가 부러지지 않았는지 걱정부터 앞설 것이다. 나 또한 골절을 의심해 바로 병원을 찾았다. 의사는 검사 결과 뼈에는 이상이 없다며 이렇게 말했다. "파스와 약을 처방해줄 테니 경과를 지켜봅시다. 되도록 움직이지 말고 안정을 취하세요."

의사의 말대로 한동안 집에서 쉬다가 통증이 가라앉을 때쯤 연습을 다시 시작했다. 그런데 얼마 지나지 않아 통증이 재발했다. 통증을 견디다 못해 다시 병원을 찾아가 마사지, 전기 치료, 카이로프랙틱(Chiropractic, 척추 교정 요법) 치료 등을 받았다. 일시적으로 통증이 줄었지만 완전히 사라지지는 않았다. 허리에 무리가 가지 않도록 허리 보호대를 착용한 채 유도 연습을 하며 고등학교 3학년을 맞았다.

진로를 결정해야 하는 3학년이 되자 문득 나처럼 심한 통증으로 고생하는 사람들에게 도움이 되는 일을 하고 싶다는 생각이 들었다. 허리 통증 치료에 대한 실망감도 진로를 결정하는 데 한몫했다. 솔직히 충격 받았다. 여러분도 같은 생각이겠지만 불치병이나 난치병이라면 몰라도 통증은 의사가 해결해줄 거라고 믿었다. 그러나 1년이 넘는 시간 동안 다양한 치료를 받아도 허리 통증은 전혀 나아지지 않았다.

그래서 완전한 허리 통증 치료법은 없으니 스스로 연구해보자고 결심했다. 나를 비롯해 통증에 시달리는 사람들을 위해 접골사(뼈, 관절, 근육, 힘줄 등에 발생하는 골절, 탈구, 타박, 염좌 등을 비수술적 방법으로 치료하는 사람-옮긴이)가 되고자 고등학교 졸업 후 전문학교에 들어갔다. 오전에는 학교에서 공부하고 오후에는 정체원에서 연수생으로 일하며 실제 치료 현장에서 공부했다. 그리하여 21살에 접골사 자격증을 취득하고 정체원을 개업했다.

그런데 여기서 벽에 부딪쳤다. 학생에서 선생님 신분이 되었지만 정체원에 찾아온 환자들의 고통을 덜어주지 못했다. 일시적으로 통증을 완화하는 치료밖에 할 수 없었다. 허리 통증으로 고생하는 환자들에게 내가 고등학생 때 의사에게 들은 말을 앵무새처럼 되풀이했다.

"파스와 약을 쓰면서 경과를 지켜봅시다. 되도록 움직

이지 말고 안정을 취하세요."

그런 자신이 한심했고 이래도 될까 하는 불안감이 밀려왔다. 자신감이 없어진 나는 의학 전문지를 읽거나 세미나에 참석하면서 여러 치료법을 연구했다. 노력한 보람이 있어서인지 나만의 통증 해소법을 고안하는 데 성공했다. 하지만 치료 성공률이 높지 않았다. 왜 그럴까? 답은 간단했다. 내가 터득한 방법을 감에 의존해 사용했을 뿐 이론에 근거한 것이 아니기 때문이었다. 그래서 지금까지 익힌 지식과 기술을 체계적으로 정리할 수 있는 방법을 고민했다. 그러던 중 접한 것이 운동 연쇄 이론이었다.

이 이론은 전문학교에 다니던 시절, 인체 구조에 대해 가르치는 운동학 강의를 통해 배웠다. 인간의 몸은 유기적으로 연결되어 있다는 점을 알고는 있었지만 통증 치료법 강의를 통해서 아픈 부위를 국소적으로 치료하는 방법만을 배운 탓에 통증 치료법과 연결시켜 생각하지 못한 것이었다. '참, 인간의 몸은 유기적으로 연결되어 있다고 했지. 그렇다면 통증의 원인은 아픈 부위가 아닌 관련된 다른 부위에 있는 것은 아닐까?'

번쩍 스친 생각에 무릎을 쳤다. 차근차근 생각을 정리

했다. 신체 부위를 과도하게 움직이면 근육에 무리가 가서 통증이 발생한다. 이는 원래 움직여야 하는 부위가 작용하지 않아서 그런 건 아닐까 하는 결론에 이르자 그동안 품었던 의문이 해소되어 통증을 이론적으로 정리할 수 있었다.

이렇게 해서 개발한 것이 운동 연쇄 이론에 근거한 지압법이다. 지압법으로 효과를 본 많은 환자가 내게 고마워했다. 지압법만으로는 부족해 환자 스스로도 할 수 있는 스트레칭 방법을 연구했다. 왜냐하면 통증을 근본적으로 없애려면 반드시 생활 습관을 개선해야 하기 때문이다. 통증 치료를 받은 후에 그 상태를 유지하면서 몸을 원래 상태(바른 자세)로 되돌리려면 환자 자신이 꾸준히 노력해야 한다.

내가 실시하는 '핀 포인트 지압'은 체중을 실어야 하므로 혼자 하기는 어렵다. 다른 좋은 방법이 없을까 궁리하다가 운동 연쇄 이론에 근거한 스트레칭을 고안했다. 스트레칭이라면 집이든 회사든 어디서든 할 수 있다. 한 동작으로 두세 부위가 같이 스트레칭되므로 1회당 30초라는 짧은 시간으로도 충분한 효과를 거둘 수 있다.

대다수 병원에서는 허리 통증 환자가 오면 마사지, 전기 치료, 온열 치료 등을 시행한다. 그렇기에 내 치료 방법이 일반적이라고는 할 수 없다. 그러나 이론에 근거한 시술을 시행하자 놀라울 정도로 많은 사람이 효과를 보았다.

앞으로 소개할 가즈식 스트레칭은 나를 찾아온 환자들에게도 꾸준히 하도록 권하는 치료 방법이다. 경직된 근육을 핀 포인트로 지압하는 편이 치료 효과가 높은 것은 분명하나 중요한 것은 근육이 완화된 상태를 유지하는 것이다. 즉효성은 떨어지지만 스트레칭을 습관화하면 반드시 효과를 볼 수 있다.

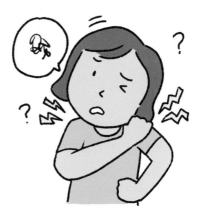

바른 자세를 되찾아
건강한 몸을 만들자!

가즈식 스트레칭은 허리 통증, 어깨 결림, 무릎 통증 등을 해소하는 데 효과적이고, 바른 자세를 되찾는 데도 도움이 된다.

사람은 누구나 장수를 꿈꾼다. 의학 기술의 발달로 평균수명이 늘어나면서 '100세 시대'를 코앞에 두고 있다. 그렇다고 무병장수의 길이 열린 것은 아니다. 대부분의 고령자가 질병에 시달리고 있으며 평균수명이 늘어난 만큼 건강수명은 늘어나지 않았다.

그럼 건강수명을 늘리려면 무엇이 필요할까? 바로 '바른 자세'가 필요하다. 이 책에서 소개하는 스트레칭은 통증을 개선하고 바른 자세도 되찾아준다. 이 점을 꼭 염두에 두기 바란다.

앞서 언급했듯 허리, 어깨, 무릎 등에 통증이 발생하는 원인은 오랫동안 몸에 밴 나쁜 자세다. 반대로 말하면 바른 자세를 유지할 수 있다면 통증은 개선되고 자연히 건강수명도 늘어난다는 뜻이다.

우리 몸은 어느 한 부위가 아프면 그 부위를 보호하기 위해 근육이 긴장하도록 만들어졌다. 그래서 허리가 아프면 허리 근육이 경직되고 어깨가 아프면 어깨 근육이 경직되는 것이다. 아픈 부위를 마사지해 근육의 긴장을 풀어주면 통증이 줄어들었다고 느끼겠지만, 더 중요한 것은 근육이 긴장한 원인이다. 즉 나쁜 자세부터 바로잡아야 한다. 나쁜 자세를 취하게 만드는 부위의 경직된 근육을 풀어주지 않으면 통증은 재발한다. 굳은 근육을 푸는 데는 스트레칭만한 것이 없다. 가즈식 스트레칭을 습관화해 바른 자세가 몸에 배면 아픈 곳 없는 건강한 몸으로 거듭날 수 있다.

스트레칭으로 통증, 질병, 피로에서 벗어나자

만성 통증으로 고생하는 사람들도 스트레칭을 꾸준히 하면 자세가 교정되어 통증에서 해방될 수 있다. 그런데 스트레칭으로 얻을 수 있는 이점은 통증 개선만이 아니다.

자세가 나쁘면 몸 어딘가에 부담이 가해져 근육이 긴장하고 그로 인해 통증이 발생한다. 그러나 몸이 똑바로 서게 되면 몸 전체를 효율적으로 사용할 수 있고, 신체 일부에 부담이 가해지지 않아 지치지 않는 몸을 만들 수 있다.

바른 자세를 유지하는 사람은 서거나 앉은 모습이 보기 좋아 다른 사람에게 좋은 인상을 주고 여러 질병도 예방할 수 있다. 게다가 스트레칭을 습관화하면 몸의 중심(코어)을 바로잡을 수 있다.

최근 들어 '이너 머슬(Inner Muscle, 속 근육)'이라는 운동 용어를 자주 접할 것이다. 몸 표면에 위치한 근육을 '아우터 머슬(Outer Muscle, 겉 근육)', 몸속 깊은 곳에 위치한 근육을 이너 머슬이라고 하는데 바로 이 속 근육이 몸의 중심축이 된다.

몸의 중심이 잘 잡히면 고령자는 물론 젊은 사람도 잘 넘어지지 않게 되어 부상의 위험이 크게 줄어든다. 운동선수 또한 부상의 위험이 줄어들고 실력도 크게 향상된다. 축

구, 럭비, 농구 선수 중 체구는 작아도 뛰어난 실력을 갖춘 선수가 체구가 큰 선수와 붙은 몸싸움에서 쉽게 밀리지 않는 이유는 이너 머슬을 단련해 몸의 중심이 잘 잡혀 있기 때문이다.

스트레칭의 최종 목표는 스트레칭을 하지 않아도 통증과 피로를 모르는 몸으로 만드는 것이다. 평생 허리 통증에서 벗어날 수 없다는 생각은 버려야 한다. 허리가 아프다고 계속 병원에 다니는 사람이 있는데 아무리 병원을 다녀도 낫지 않는다면 가즈식 스트레칭을 꼭 시도해보기 바란다.

뱃살은 만병의 근원,
바른 자세는 건강의 원천이다

생산직이든 사무직이든 상관없이 오랜 시간 같은 자세를 유지하면 나쁜 자세가 습관화되기 쉽다. 스마트폰이 보편화된 요즘은 초등학생들까지도 두통과 어깨 결림으로 고생하고 있다.

나쁜 자세가 습관이 되면 바른 자세를 취하기 어려워지고 쉽게 피로감을 느낀다. 자기도 모르게 '새우등' 자세를 취하게 되어 등이 더 굽는 악순환에 빠진다. 그렇게 되면 우리 몸에는 어떤 일이 벌어질까? 이너 머슬이 약해져 내장이 아래로 처지고 아랫배가 나온다. 이 상태를 '내장 처짐증'이라고 한다. 내장이 아래로 처지면 장의 움직임이 둔해져 변비가 생긴다. 변비가 지속되면 장내 환경이 악화되어 비만, 거친 피부, 냉증, 장 폐색에 이르기까지 우리 몸 여기저기에 악영향을 끼친다.

여성의 경우 내장이 아래로 처지면 아랫배가 나오는 것은 말할 것도 없고 자궁이 눌려 제 기능을 못한다. 그러면 생리 불순이나 불임과 같은 증상이 나타나기도 한다.

나를 찾아온 환자들 중에는 스트레칭을 꾸준히 하자 변비가 해소되고 거친 피부와 생리통이 개선되었다고 말하는 이가 많았다. 자세가 좋아지면 호흡이 깊어져 신진대

사가 원활해지고 다이어트 효과도 기대할 수 있다.

나쁜 자세가 몸에 배었다면 스트레칭으로 굳은 몸을 유연하게 풀어주는 일부터 시작하자. 이너 머슬을 의식하면서 몸을 단련하면 점차 건강을 되찾을 수 있다. 바른 자세는 건강의 원천이라는 점을 명심하길 바란다.

처음에는 동작을 제대로 따라 하지 못해도 괜찮다

이 책에서 소개하는 스트레칭에는 요가의 요소를 포함 시켰다. 그 이유는 대부분의 스트레칭과 체조는 단일 관절 운동Single Joint Exercise을 주로 하는데, 요가는 몸 전체를 펴 주는 동작을 주로 한다는 이점이 있기 때문이다. 그리고 요 가 동작이 운동 연쇄 이론(인간의 몸은 유기적으로 연결되 어 있다는 이론)과 일맥상통하기 때문이다.

스트레칭할 때 주의해야 할 점은 절대 무리해서는 안 된다는 것이다. 요가 학원에 다니게 되면 몸이 유연한 강사 의 동작을 무리하게 따라 하기 십상인데, 잘못하면 오히려 허리나 어깨에 통증이 발생할 수 있다. 또한 책이나 동영상 을 보면서 스트레칭을 따라 하는 사람들 대다수가 시범자 와 똑같은 자세를 취하려고 애쓴다. 책이나 동영상에 등장 하는 시범자들은 몸이 유연하다. 허리나 어깨에 통증이 있 는 사람은 몸이 경직된 상태이므로 무리하게 스트레칭을 하다가는 반드시 통증이 발생한다. 그렇기 때문에 몸이 굳 은 상태에서는 시범자와 같은 자세를 무리하게 취하면 안 된다.

처음 스트레칭을 시도할 때는 시범자와 같은 자세를 취하려고 하기보다는 제대로 된 스트레칭을 하는 것이 중요하다. 스트레칭은 아프면서도 시원한 느낌이 들 정도로만 하면 된다. 아프다는 것은 몸에 이상이 생겼다는 신호이기에 무리하면 문제가 없는 부위에도 악영향을 주므로 주의해야 한다.

무리하지 않는 범위 내에서 스트레칭을 매일 꾸준히 하면 아무리 몸이 굳은 사람이라도 반드시 효과를 거둘 수 있다. 물론 개인차는 있겠지만 2주일 정도면 효과를 실감할 수 있으니 포기하지 말고 계속 시도해보자.

순서, 호흡, 시간에 유의하며
효과적으로 스트레칭을 하자

앞서 무리한 스트레칭은 금물이라고 했는데 스트레칭의 효과를 더욱 높이려면 다음의 세 가지를 알아두어야 한다. 첫째는 순서, 둘째는 호흡, 셋째는 스트레칭을 하는 시간이다. 이제부터 하나씩 설명하겠다.

제일 먼저 순서다. 순서는 동작을 취하기 위한 단계를 말한다. 가즈식 스트레칭은 단일 관절 운동이 아니라 여러 관절을 동시에 사용하는 다중 관절 운동Multi Joint Exercise이기에 몸을 확실하고 효과적으로 펴준다. 그러므로 몸을 펴주는 일련의 동작을 반드시 사진으로 표시한 순서대로 실시해야 한다.

다음은 호흡이다. 스트레칭을 할 때 숨을 참는 사람이 제법 많은데 근육의 긴장을 풀기 위해서라도 호흡은 꼭 해야 한다. 호흡할 때 유의할 점은 숨을 들이마시는 호흡보다 내쉬는 호흡을 의식해야 한다는 점이다. 입으로 '후' 하고 숨을 내쉬는 것이 아니라 긴 한숨을 쉴 때처럼 천천히 '하아' 하고 숨을 내쉬어보자. '후' 하고 내쉴 때보다 '하아' 하고 내쉴 때 온몸의 힘이 빠지는 것을 알 수 있다.

온몸의 힘이 빠진 상태는 물을 머금은 스펀지를 꽉 짠 상태와 비슷하다. 숨을 들이마실 때는 스펀지가 물을 빨아

들이듯 공기가 몸 안으로 들어간다. 이것이 스트레칭에 적합한 호흡법이다. 이 호흡법을 꼭 기억해두자.

마지막으로 스트레칭을 하는 시간이다. 스트레칭은 몸이 찰 때보다는 몸의 긴장이 풀어지는 목욕 후나 몸이 따뜻할 때 하는 게 더 효과적이다. 스트레칭의 효과를 최대한 높이려면 몸이 굳어 있는 기상 후와 취침 전 그리고 일하는 틈틈이 짬을 내서 하는 것도 좋다. 1~2분 정도로 길게 하는 것보다 30초 정도로 짧게 꾸준히 한다면 스트레칭에 대한 부담감에서 벗어날 수 있다.

스트레칭 효과를 높이는 세 가지 포인트

POINT 01

순서

순서대로 3회 실시한다

POINT 02

호흡

숨을 천천히 '하아' 하고 내쉰다(긴 한숨)

POINT 03

시간

몸이 따뜻할 때 하는 게 좋다

2장

어느 부위가
아픈지 확인

!

이 장에서는 어느 부위가 아픈지 확인할 수 있는
8가지 방법을 소개한다. 질병 없는 건강한 몸을
만들기 위해서는 자신의 몸 상태를 먼저
살핀 후 통증의 원인을 찾는 것이 중요하다.
그럼 시작해보자!

자신의 몸 상태를
잘 살펴보자

1장에서 가즈식 스트레칭의 개요를 소개했는데, 지금
부터는 스트레칭하는 방법을 사진과 글을 통해 구체적으
로 설명하겠다. 그 전에 먼저 해야 할 일이 있다. 그것은 어
느 부위가 아픈지 정확히 확인하는 일이다.

"선생님, 어깨가 너무 아픈데 좋은 방법이 없을까요?"

나를 찾아온 환자들이 자주 하는 말이다. 그런데 환자
들의 이야기를 듣다 보면 어깨뿐만 아니라 허리에도 문제
가 있는 경우가 종종 있다.

만약 여러분이 어깨에 통증이 있다면 아픈 부위가 정
말 어깨뿐인지 이번 기회에 꼭 확인해보기 바란다. 몸 어느
부위에서 구조 신호를 보내고 있는지, 통증의 원인은 무엇
인지에 대해서도 생각해보자. 환자 스스로 통증의 원인을
알아내는 것이 무엇보다 중요하다. 왜냐하면 통증을 완전
히 없앨 수 있는 사람은 의사도 한의사도 아닌 환자 자신이
기 때문이다.

병원에서 마사지나 지압 치료를 받거나 파스를 붙이고
휴식을 취하면 통증은 어느 정도 가라앉을지 모른다. 단순
타박상이나 염좌라면 의사의 말만 따르면 되겠지만 만성
화된 통증은 재발하기 쉽다. 그 이유는 통증의 원인이 잘못

된 생활 습관에 있기 때문이다. 그러므로 허리 통증이나 어깨 결림에서 정말 벗어나고 싶다면 통증의 원인이 되는 나쁜 습관을 바로잡을 필요가 있다. 만성 허리 통증이나 어깨 결림에 시달리는 사람들이 반드시 고쳐야 할 생활 습관은 나쁜 자세다. 나를 찾아온 환자들에게 나는 이렇게 말한다.

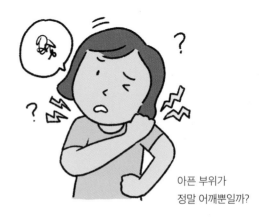

아픈 부위가
정말 어깨뿐일까?

"스스로 나쁜 자세를 고치지 않으면 허리 통증은 절대 낫지 않아요."

이 말은 들은 환자들 중에는 전문가가 무책임한 말을 한다며 내심 불만은 품은 사람도 있었을 것이다. 하지만 환자 자신이 나쁜 자세를 고치는 것 외에는 통증을 완전히 없앨 수 있는 방법은 없다. 나의 임무는 환자가 병원에 다니지 않아도 건강한 몸을 유지할 수 있도록 도와주는 것이다. 질병 없는 삶을 누리기 위해서라도 자신의 몸 상태를 직접 확인하는 것이 중요하다.

3장에서 소개할 스트레칭을 꾸준히 하면 통증은 서서히 사라질 것이다. 하지만 습관의 힘은 강한 것이어서 조금만 방심해도 이전 상태로 돌아갈 수 있다. 그러므로 2~3일에 한 번이든, 일주일에 한 번이든 정기적으로 몸 상태를 확인해보기 바란다. 몸 상태를 확인하다 보면 통증이 말끔히 사라졌다는 사실을 알게 되어 스트레칭에 대한 동기부여로 이어질 수 있다. 뿐만 아니라 몸이 보내는 이상 신호를 빨리 알아차릴 수 있다. 가벼운 통증이라면 단기간의 스트레칭으로도 해소할 수 있다.

이 장에서는 허리, 어깨, 목 등에 통증이 있는지 확인할 수 있는 8가지 방법을 소개한다. 먼저 아픈 부위가 어딘지 파악하고 그에 맞는 가즈식 스트레칭을 한 다음 스트레칭의 효과가 어느 정도인지 확인해보자. 이런 식으로 스트레칭을 반복하여 바른 자세를 습관화하자.

**통증의 원인을 알면
건강한 몸을 만들 수 있다!**

원인은 생활 습관에 있다

생활 습관을 개선한다

질병 없는 건강한 몸이 된다

잘못된 생활 습관을 개선하는 것이
건강으로 가는 첫걸음이다

허리 ❶ 당기는 듯한 통증이 있는지

양발을 모으고 똑바로 선다. 무릎을 쭉 편 채로 몸을 앞으로 구부리고 양손을 내린다.
이때 허리와 넓적다리 뒤쪽에 당기는 듯한 통증이 있는지 확인한다.

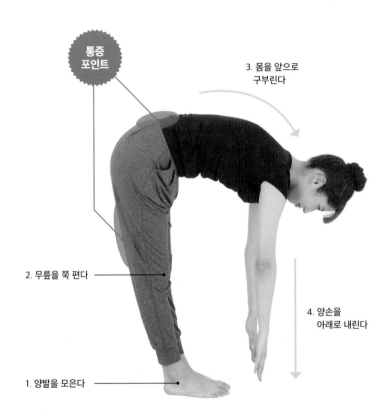

통증
포인트

3. 몸을 앞으로
구부린다

2. 무릎을 쭉 편다

4. 양손을
아래로 내린다

1. 양발을 모은다

일반적으로 '허리를 삐끗했다'고 표현하는 요추 염좌는 허리 통증의 가
장 흔한 원인이며 허리를 과도하게 사용했을 때 발생한다. 허리에 무리
가 가면 허리 주변 근육이 긴장하여 경직되고 그로 인해 뻐근한 통증을
느끼게 된다.

허리 ❷ 짓누르는 듯한 통증이 있는지

다리를 어깨 너비로 벌리고 서서 양팔을 앞으로 뻗고 손바닥이 정면을 향하게 한다.
턱을 잡아당기고 배를 앞으로 내민 후 몸을 뒤로 젖힌다. 허리와 고관절이 조화롭게
움직이는지 확인한다.

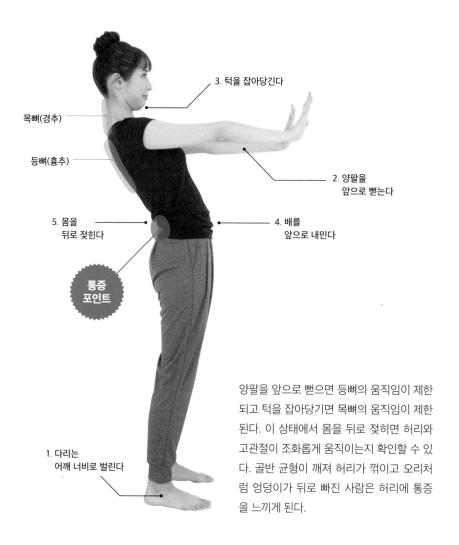

목뼈(경추)

등뼈(흉추)

3. 턱을 잡아당긴다

2. 양팔을
앞으로 뻗는다

5. 몸을
뒤로 젖힌다

4. 배를
앞으로 내민다

통증
포인트

1. 다리는
어깨 너비로 벌린다

양팔을 앞으로 뻗으면 등뼈의 움직임이 제한
되고 턱을 잡아당기면 목뼈의 움직임이 제한
된다. 이 상태에서 몸을 뒤로 젖히면 허리와
고관절이 조화롭게 움직이는지 확인할 수 있
다. 골반 균형이 깨져 허리가 꺾이고 오리처
럼 엉덩이가 뒤로 빠진 사람은 허리에 통증
을 느끼게 된다.

허리 ❸ 옆면이 당기는지

다리를 어깨 너비로 벌리고 서서 상체를 좌우로 기울인다. 이때 몸이 앞으로 쏠리지 않도록 주의한다. 허리 옆면에 당기는 듯한 통증이 있는지 확인한다.

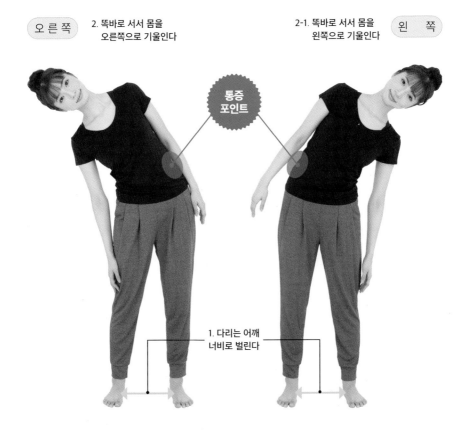

오 른 쪽   2. 똑바로 서서 몸을
              오른쪽으로 기울인다

2-1. 똑바로 서서 몸을
      왼쪽으로 기울인다   왼 쪽

통증
포인트

1. 다리는 어깨
   너비로 벌린다

몸을 좌우로 기울이다 보면 어느 한쪽이 더 당기는 느낌이 들 것이다. 이는 고관절의 움직임이 나쁘기 때문이다. 고관절의 움직임이 나쁜 만큼 허리 근육을 과도하게 사용하여 근육이 긴장한 것이다. 고관절의 정상적인 움직임은 몸을 오른쪽으로 기울일 때는 고관절이 왼쪽으로 밀리고 몸을 왼쪽으로 기울일 때는 고관절이 오른쪽으로 밀리는 것이다.

허리 ❹ 옆면을 짓누르는 듯한 통증이 있는지

다리를 어깨 너비로 벌리고 서서 양 팔꿈치를 어깨 높이까지 올리고 몸을 오른쪽으로 비튼다. 몸을 비튼 상태에서 상체를 뒤로 젖힌다. 반대쪽도 같은 방법으로 실시한다. 허리 주변을 짓누르는 듯한 통증이 있는지 확인한다.

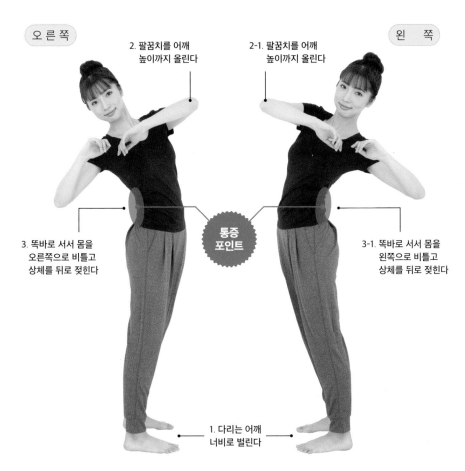

오른쪽

2. 팔꿈치를 어깨 높이까지 올린다

2-1. 팔꿈치를 어깨 높이까지 올린다

왼 쪽

통증 포인트

3. 똑바로 서서 몸을 오른쪽으로 비틀고 상체를 뒤로 젖힌다

3-1. 똑바로 서서 몸을 왼쪽으로 비틀고 상체를 뒤로 젖힌다

1. 다리는 어깨 너비로 벌린다

상체를 뒤로 젖히면 좌우 허리 중 어느 한쪽에서 짓누르는 듯한 통증이 느껴질 텐데 이는 골반 균형이 무너져 통증을 느끼는 쪽의 고관절이 부드럽게 움직이지 못하기 때문이다.

허리 ❺ 골반이 틀어졌는지

왼팔을 비스듬히 위로 뻗고 손바닥이 위로 향하게 손목을 바깥쪽으로 돌려준다. 오른팔을
비스듬히 아래로 뻗고 손바닥이 위로 향하게 손목을 안쪽으로 돌려준다. 이 상태에서 엉덩이를
오른쪽으로 민다. 반대쪽도 같은 방법으로 실시한다. 어느 쪽이 더 아픈지 확인한다.

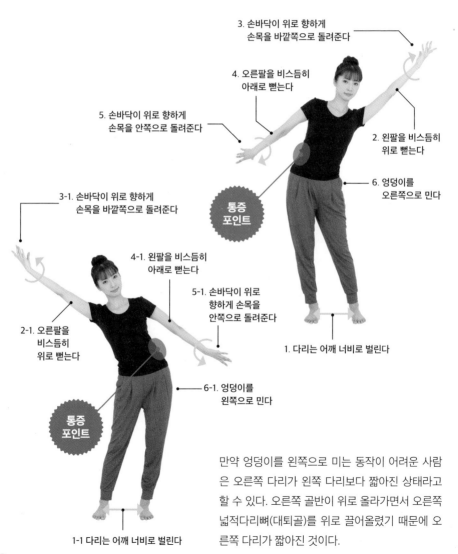

3. 손바닥이 위로 향하게
손목을 바깥쪽으로 돌려준다

4. 오른팔을 비스듬히
아래로 뻗는다

5. 손바닥이 위로 향하게
손목을 안쪽으로 돌려준다

2. 왼팔을 비스듬히
위로 뻗는다

6. 엉덩이를
오른쪽으로 민다

통증
포인트

3-1. 손바닥이 위로 향하게
손목을 바깥쪽으로 돌려준다

4-1. 왼팔을 비스듬히
아래로 뻗는다

5-1. 손바닥이 위로
향하게 손목을
안쪽으로 돌려준다

2-1. 오른팔을
비스듬히
위로 뻗는다

1. 다리는 어깨 너비로 벌린다

6-1. 엉덩이를
왼쪽으로 민다

통증
포인트

1-1 다리는 어깨 너비로 벌린다

만약 엉덩이를 왼쪽으로 미는 동작이 어려운 사람
은 오른쪽 다리가 왼쪽 다리보다 짧아진 상태라고
할 수 있다. 오른쪽 골반이 위로 올라가면서 오른쪽
넓적다리뼈(대퇴골)를 위로 끌어올렸기 때문에 오
른쪽 다리가 짧아진 것이다.

목과 어깨 ❶ 고개를 숙이거나 젖힐 때 통증이 있는지

다리를 어깨 너비로 벌리고 서서 고개를 천천히 앞으로 숙였다가 뒤로 젖힌다. 상체가
움직이지 않도록 주의한다. 이때 당기거나 짓누르는 듯한 통증이 있는지 확인한다.

2. 고개를 앞으로 숙인다   3. 고개를 뒤로 젖힌다

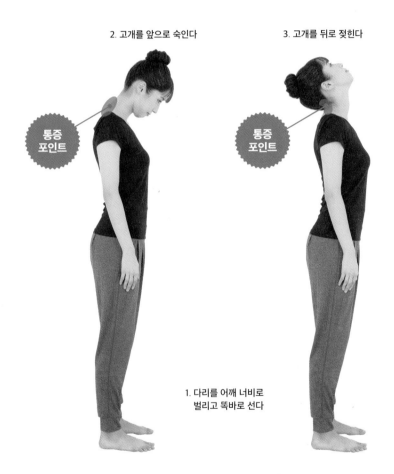

통증
포인트

통증
포인트

1. 다리를 어깨 너비로
벌리고 똑바로 선다

고개를 앞으로 숙일 때는 뒷목이 당기는 듯한 통증을 느끼고, 고개를 뒤
로 젖힐 때는 목과 어깨 사이를 짓누르는 듯한 통증을 느끼게 된다.

43

목과 어깨 ❷ 고개를 좌우로 기울일 때 통증이 있는지

다리를 어깨 너비로 벌리고 서서 고개를 천천히 좌우로 기울인다. 이때 상체가 움직이지 않도록 주의한다.

2. 고개를 오른쪽으로 기울인다

2-1. 고개를 왼쪽으로 기울인다

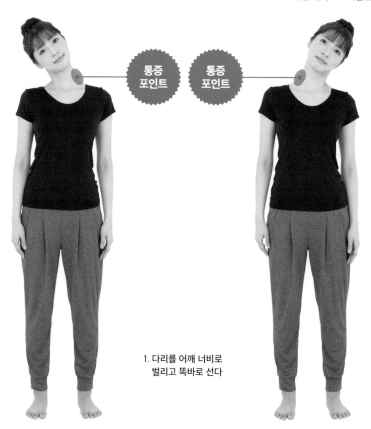

통증 포인트

통증 포인트

1. 다리를 어깨 너비로 벌리고 똑바로 선다

고개를 오른쪽으로 기울일 때와 왼쪽으로 기울일 때 어느 쪽에 당기는 듯한 통증이 있는지 확인한다.

목과 어깨 ❸ 고개를 뒤로 비스듬히 젖힐 때 통증이 있는지

다리를 어깨 너비로 벌리고 서서 고개를 오른쪽 뒤로 비스듬히 젖히고 시선은 위를
바라본다. 왼쪽도 같은 방법으로 실시한다.

**2. 고개를 오른쪽 뒤로 비스듬히
젖히고 시선은 위를 바라본다**

**2-1. 고개를 왼쪽 뒤로 비스듬히
젖히고 시선은 위를 바라본다**

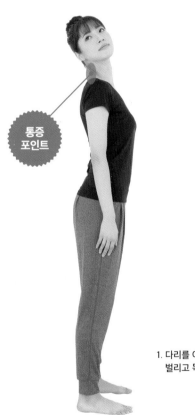

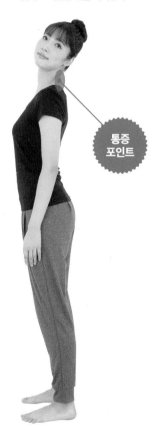

통증
포인트

통증
포인트

**1. 다리를 어깨 너비로
벌리고 똑바로 선다**

고개를 오른쪽 뒤로 비스듬히 젖힐 때와 왼쪽 뒤로 비스듬히 젖힐 때
어느 쪽에 짓누르는 듯한 통증이 있는지 확인한다.

3장

허리와 어깨 통증을 해소하는 스트레칭

이 장에서는 허리 통증과 어깨 결림을 해소하는
스트레칭을 소개한다. 스트레칭은 매일 꾸준히 하되
무리하지 않는 것이 중요하다. 스트레칭을 습관화하면
허리 통증과 어깨 결림에서 벗어날 수 있다.

허리와 어깨 통증의
원인은 무엇일까?

허리 통증과 어깨 결림은 '국민 질환'이라고 불릴 만큼 많은 사람이 앓고 있다. 내장 질환이나 스트레스성 질환이 원인인 경우를 제외하면 허리와 어깨 통증을 유발하는 가장 큰 원인은 나쁜 자세다. 나이가 많은 사람이라도 좋은 자세를 유지하면 허리 통증이나 어깨 결림으로 고생할 일은 없다. 반대로 허리나 어깨 통증으로 병원을 찾는 젊은 사람들은 대체로 자세가 나쁘다.

먼저 허리 통증의 원인에 대해 설명하겠다. 허리가 90도 가까이 굽은 노인의 모습을 상상해보자. 허리가 굽는 이유는 골반이 뒤로 기울어진 상태로 허리 주변 근육이 경직되기 때문이다. 그래서 앞을 보려면 허리 근육을 사용해 몸을 일으켜야 한다. 허리가 굽지 않았다면 사용하지 않아도 되는 허리 근육을 혹사시켜 통증이 발생하는 것이다. 이는 극단적인 사례다. 하지만 정도의 차이는 있을지라도 허리 통증이 있는 사람들은 허리 근육을 혹사시키는 경향이 있다. '허리를 삐끗했다'고 표현하는 요추 염좌 또한 허리를 과도하게 사용해서 발생한다.

허리 통증을 개선하려면 틀어진 골반을 바로잡아야 한다. 즉 골반이 올바른 위치에 놓이는 것을 방해하는 경직된 근육을 부드럽게 풀어주기 위해 스트레칭을 해야 한다. 허리가 굽고 엉덩이가 뒤로 빠지면 몸의 무게 중심이 뒤로 이동한다. 몸의 무게 중심을 앞으로 이동시키면 골반이 제자리로 돌아가 허리가 바르게 세워진다. 그렇게 되면 허리와 골반이 조화롭게 움직이고 허리에 무리가 가지 않아 허리 통증이 개선된다.

굽은 허리를 방치하면 추간판 탈출증(디스크)이나 척추관 협착증으로 발전할 수도 있다. 골반을 본래 위치로 돌려놓기 위해서는 이 책에서 소개하는 스트레칭을 꾸준히 할 필요가 있다. 작심삼일로 끝나지 않도록 매일 실천해보자.

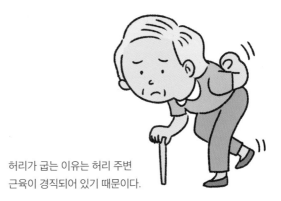

허리가 굽는 이유는 허리 주변
근육이 경직되어 있기 때문이다.

다음은 어깨 결림에 대해 설명하겠다. 여기서 주목해야 할 곳은 어깨뼈다. 어깨뼈는 팔을 들어 올리거나 내릴 때 어깨 관절과 함께 움직인다. 어깨를 올리면 어깨뼈는 올라가는 식으로 연동해서 움직이는 것이 정상이다.

하지만 어깨 결림이 있는 사람은 어깨뼈가 정상 위치보다 올라간 상태라서 제대로 움직이지 못한다. 올라간 어깨뼈 대신에 어깨 관절을 과도하게 사용하여 어깨 주변 근육이 긴장하고 힘줄이나 연골 조각이 어깨 관절 사이에 끼여 통증이 발생한다. 그렇다면 어깨뼈가 내려가는 움직임을 방해하는 것은 무엇일까? 그것은 어깨뼈를 끌어올리기 위해 사용하는 가슴과 옆구리 근육이다. 어깨 결림을 개선하려면 먼저 가슴과 옆구리 근육을 부드럽게 풀어주는 스트레칭(60~65페이지)을 해야 한다.

가슴과 옆구리 근육이 긴장한 이유는 아래팔(전완) 근육 때문이다. 우리가 손을 사용해 컴퓨터를 다루거나 글을 쓰거나 요리를 할 때, 손목을 안쪽으로 비트는 동작을 하는 경우가 많다. 이때 사용되는 근육이 아래팔 근육인데 일상에서 많이 사용하기에 경직되기 쉽다. 경직된 아래팔 근육 대신 가슴과 옆구리 근육을 과도하게 사용해 어깨뼈가 제대로 움직이지 못하는 것이다.

　어깨 결림을 개선하기 위해서는 가슴과 옆구리 근육 그리고 아래팔 근육을 스트레칭(60~67페이지)으로 풀어줘야 한다. 통증을 동반하는 경우도 있으므로 처음부터 무리할 필요는 없다. 무리하지 않는 선에서 매일 꾸준히 하는 것이 중요하다. 스트레칭을 습관화하면 반드시 통증에서 해방될 수 있다.

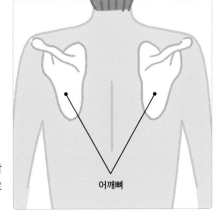

어깨가 결리면 등에 있는 평평한 삼각형 모양의 어깨뼈(견갑골)가 제대로 움직이지 못한다.

어깨뼈

벽을 활용한 스트레칭
배빗근을 풀어 허리 통증 개선하기

STEP 1 한 손을 벽에 대고 양쪽 다리를 앞뒤로 벌린다

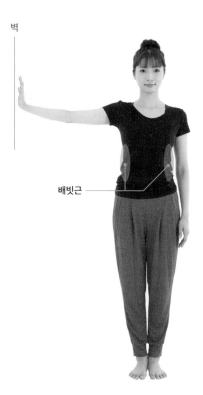

벽

① 한 손을 벽에 대고 팔꿈치가 구부러
   지지 않게 거리를 두고 똑바로 선다.

배빗근

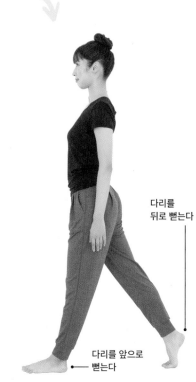

다리를
뒤로 뻗는다

② 한 손을 벽에 댄 채로 벽 쪽 다리는 뒤로
   뻗고 다른 쪽 다리는 앞으로 내민다.
   뒤로 뻗은 다리의 뒤꿈치는 들려도 된다.

다리를 앞으로
뻗는다

가벼운 허리 통증을 완화하는 스트레칭이다. 골반 뒤틀림의 원인이 되는
배빗근(복사근)의 긴장을 풀어줘 몸의 좌우 균형을 잡아준다.

▶▶▶
좌우 30초
3세트

STEP 2 고개를 숙이지 않도록 주의하면서 골반을 벽 쪽으로 밀고 고개를 돌린다

③ 벽에 댄 손의 팔꿈치를 곧게 편 채로
배빗근이 펴지는 것을 의식하면서 골
반을 천천히 벽 쪽으로 민다. 이때 고
개를 숙이지 않도록 주의한다.

벽

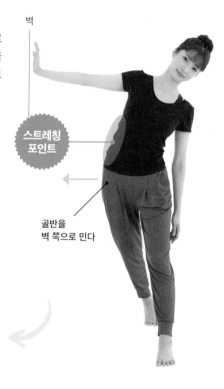

스트레칭
포인트

고개를
벽 반대쪽으로 돌린다

골반을
벽 쪽으로 민다

벽

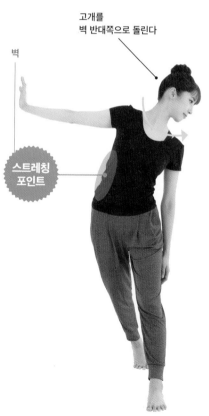

스트레칭
포인트

④ 골반을 벽 쪽으로 미는 자세를 유지하며 고개를
벽 반대쪽으로 돌린다. 배빗근이 펴지는 것을 느
끼면서 30초 동안 자세를 유지한다. 같은 동작을
세 번 반복한다. 배빗근이 얼마나 이완되었는지
42페이지 동작으로 확인해보자. 스트레칭을 하
기 전보다 몸이 한결 부드러워졌을 것이다. 반대
쪽도 같은 방법으로 실시한다.

의자를 활용한 스트레칭
넙다리네갈래근 풀어주기

STEP 1 의자에 앉아 오른쪽 다리를 접어 올린 상태에서
양팔을 뒤로 뻗고 상체를 뒤로 젖힌다

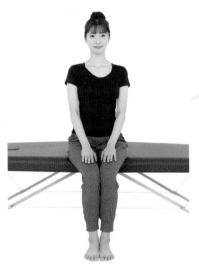

① 의자에 앉아 머리를 위로 끌어올린다는
느낌으로 등을 곧게 편다.

발끝이 바깥쪽을 향하게 한다

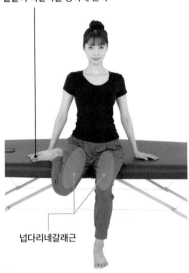

넙다리네갈래근

② 똑바로 앉은 상태에서 오른쪽 다리를 접
어 의자에 올린다. 이때 발끝은 바깥쪽을
향하게 한다.

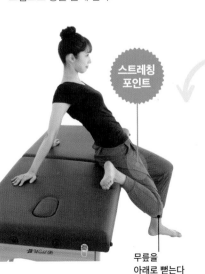

스트레칭
포인트

무릎을
아래로 뻗는다

③ 양팔을 뒤로 뻗고 천천히 상체를 뒤로 젖
히면서 오른쪽 무릎을 아래로 뻗는다. 넙
다리네갈래근이 펴지는 것을 의식하면서
이 자세를 30초 동안 유지한다. 반대쪽도
같은 방법으로 실시한다.

허리 통증으로 상체를 뒤로 젖히는 동작을 따라 하기 힘들다면
넓적다리 앞쪽에 위치한 넙다리네갈래근(대퇴사두근)이 경직된
상태이므로 이 부위를 풀어준다.

▶▶▶
좌우 30초

3세트

STEP 2 오른쪽 다리를 접어 올린 상태에서 상체를 비틀어
넙다리네갈래근을 펴준다

앞의 스트레칭으로 부족하다면 오른쪽 다리를 접
어 의자에 올린 상태에서 양팔을 왼쪽으로 뻗고
상체를 비틀면서 오른쪽 무릎을 아래로 뻗어서
넙다리네갈래근을 펴준다. 이 자세를 30초 동안
유지한다. 반대쪽도 같은 방법으로 실시한다.

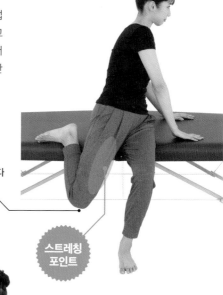

무릎을
아래로 뻗는다

스트레칭
포인트

스트레칭
포인트

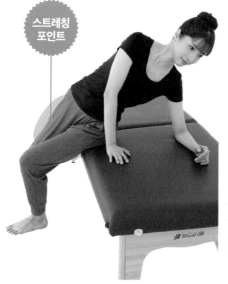

위와 같은 상태에서 왼쪽 팔꿈치를 구부려 의자
에 대고 상체를 비틀면서 오른쪽 무릎을 아래로
뻗는다. 이 자세를 30초 동안 유지한다. 반대쪽도
같은 방법으로 실시한다.

엉덩이 부위 스트레칭
긴장한 큰볼기근 풀어주기

STEP 1 의자에 앉아 등을 곧게 펴고
오른쪽 발꿈치를 왼쪽 다리 위에 둔다

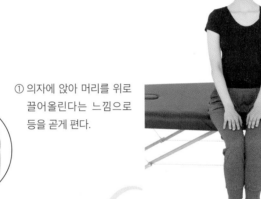

등을
곧게 편다

① 의자에 앉아 머리를 위로
끌어올린다는 느낌으로
등을 곧게 편다.

큰볼기근

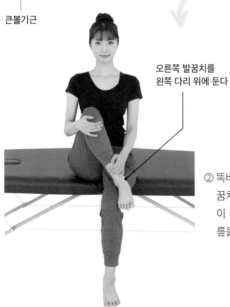

오른쪽 발꿈치를
왼쪽 다리 위에 둔다

② 똑바로 앉은 상태에서 오른쪽 발
꿈치를 왼쪽 무릎 약간 위에 둔다.
이 자세를 유지하면서 오른쪽 무
릎을 세운다.

넙다리네갈래근이 이완되었다면 이번에는 엉덩이 근육인
큰볼기근(대둔근)을 풀어준다. 큰볼기근이 이완되면 골반의
움직임이 개선된다.

STEP 2 양팔로 무릎을 감싸 안아
가슴 쪽으로 당기고 몸을 비튼다

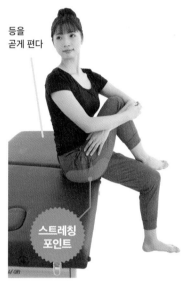

등을
곧게 편다

스트레칭
포인트

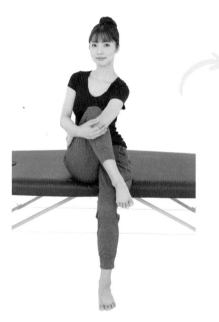

④ 무릎을 가슴 쪽으로 당기면서 상체를 오
른쪽으로 비튼다. 엉덩이 근육인 큰볼기
근이 펴지는 것을 의식하면서 30초 동안
이 자세를 유지한다. 반대쪽도 같은 방법
으로 실시한다.

③ 왼팔로 오른쪽 무릎을 감싸 안는다. 무릎을
감싸 안은 상태에서 가슴 쪽으로 당기고 오
른손은 왼쪽 팔꿈치를 감싼다.

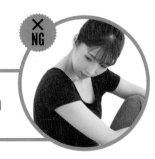

×
NG

팔로 무릎을 감싸 안을 때,
등을 구부리면 큰볼기근이 펴지지
않으므로 등을 곧게 펴도록 한다.

57

허리 통증이 심한 사람을 위한 스트레칭
중간볼기근과 작은볼기근 풀어주기

STEP 1 의자에 앉아 등을 곧게 펴고
오른쪽 발꿈치를 왼쪽 다리 위에 둔다

① 의자에 앉아 머리를 위로 끌어올린다
는 느낌으로 등을 곧게 편다. 똑바로 앉
은 상태에서 오른쪽 발꿈치를 왼쪽 무
릎 약간 위에 둔다.

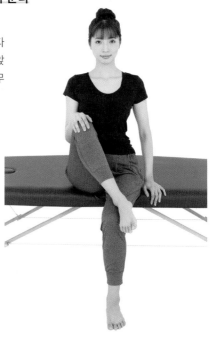

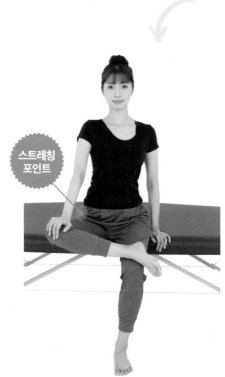

스트레칭
포인트

② 오른쪽 다리를 바깥쪽으로 쓰러뜨리고 오른
손으로 가볍게 누르면서 천천히 상체를 숙인
다. 이때 등이 구부러지지 않게 배를 앞으로
내민다는 느낌으로 한다. 골반 측면 근육이
펴지는 것을 느끼면서 30초 동안 이 자세를
유지한다. 반대쪽도 같은 방법으로 실시한다.

허리 통증이 심해 앞서 소개한 스트레칭을 할 수 없는 사람은
골반 측면 근육인 중간볼기근(중둔근), 작은볼기근(소둔근),
넙다리근막긴장근(대퇴근막장근, 68페이지 참고)을 펴준다.

▶ ▶ ▶
좌우 30초
3세트

STEP 2 상체를 비틀어 근육을 펴준다

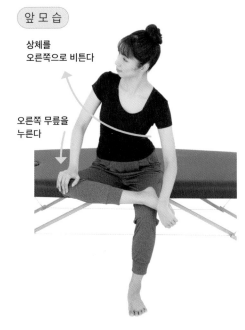

앞 모 습

상체를
오른쪽으로 비튼다

오른쪽 무릎을
누른다

옆 모 습

아래 사진은 옆에서 본 모습이다. 상
체를 비틀 때도 등이 구부러지지 않
도록 주의한다.

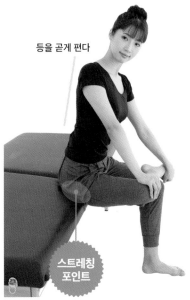

등을 곧게 편다

스트레칭
포인트

근육을 조금 더 풀어주고 싶다면, 배를 앞
으로 내민 상태(58페이지 ②)에서 오른쪽
무릎을 누르고 상체를 오른쪽으로 비튼다.
이 자세를 30초 동안 유지한다. 반대쪽도
같은 방법으로 실시한다.

벽을 활용한 스트레칭
목과 어깨 통증 개선하기

STEP 1 벽에서 한 걸음 떨어져 서서 오른손을 위로 뻗어 벽에 댄다

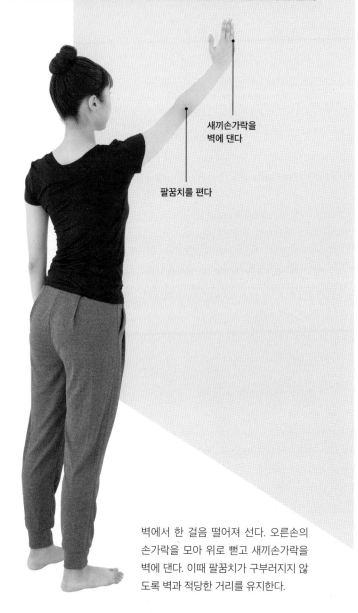

새끼손가락을
벽에 댄다

팔꿈치를 편다

벽에서 한 걸음 떨어져 선다. 오른손의
손가락을 모아 위로 뻗고 새끼손가락을
벽에 댄다. 이때 팔꿈치가 구부러지지 않
도록 벽과 적당한 거리를 유지한다.

목과 어깨 통증을 개선하려면 제일 먼저 옆구리 근육의 긴장을
풀어줘야 한다. 벽만 있다면 어디서든 할 수 있는 스트레칭이다.

STEP 2 엉덩이를 뒤로 빼고 옆구리 근육을 펴준다

벽에 댄 손의 위치가 변하지 않도록 주의하
면서 천천히 엉덩이를 뒤로 뺀다. 고개를 들
어 앞을 보고 팔꿈치를 곧게 편다.

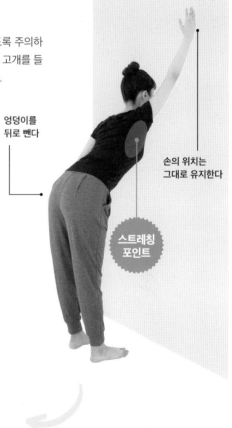

엉덩이를
뒤로 뺀다

손의 위치는
그대로 유지한다

스트레칭
포인트

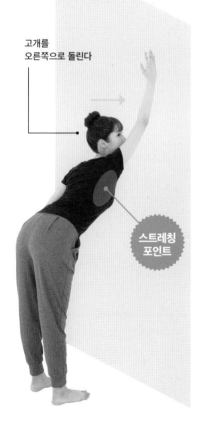

고개를
오른쪽으로 돌린다

스트레칭
포인트

옆구리 근육이 펴지는 것을 느끼면서 고개를
오른쪽으로 돌린다. 이 자세를 30초 동안 유
지한다. 반대쪽도 같은 방법으로 실시한다.
엉덩이를 너무 뒤로 빼면 허리 통증이 생길
수 있으므로 무리하지 않도록 한다.

가슴 근육 긴장 풀어주기
목과 어깨 통증 해소하기

STEP 1 벽에서 반걸음 떨어져 서서 오른팔을 비스듬히 위로 뻗어 벽에 댄다

① 벽에서 반걸음 떨어져 선다. 오른팔을 귀
의 높이까지 비스듬히 위로 뻗는다. 손바
닥을 위로 향하게 하고 새끼손가락을 벽
에 댄다. 이때 팔꿈치가 구부러지지 않도
록 주의한다.

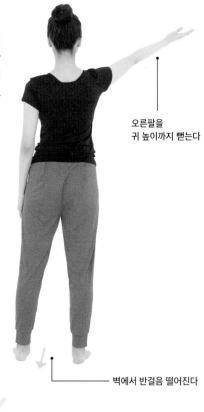

오른팔을
귀 높이까지 뻗는다

벽에서 반걸음 떨어진다

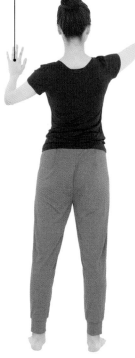

왼손은 벽에
가볍게 댄다

② 왼손은 벽에 가볍게 댄다. 오른팔을
너무 높게 올리면 어깨 통증이 생길
수 있으므로 주의한다.

옆구리 근육이 이완되었다면 이번에는 가슴 근육을 풀어준다.
경직된 가슴 근육을 풀어주면 빗장뼈(쇄골)의 위치가 올라가
처진 가슴이 개선되는 효과도 기대할 수 있다.

STEP 2 오른쪽 어깨를 벽 쪽으로 가져가고
상체를 왼쪽으로 비튼다

③ 발의 위치가 변하지 않도록 주의하면서 오
른쪽 어깨를 누른다는 느낌으로 상체를 천
천히 벽 쪽에 댄다. 그러면 가슴 근육이 펴
지는 것을 느낄 수 있다.

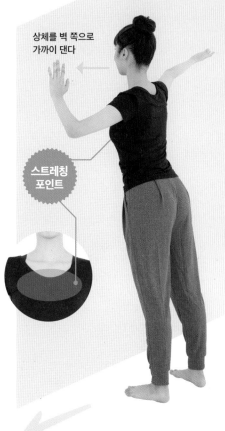

상체를 벽 쪽으로
가까이 댄다

스트레칭
포인트

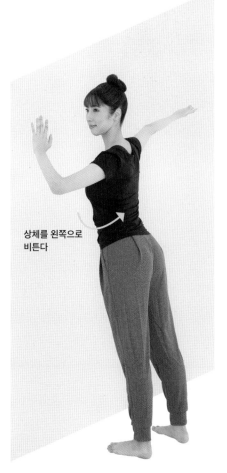

상체를 왼쪽으로
비튼다

④ 오른쪽 어깨를 벽 가까이 가져간 상태에서
상체를 왼쪽으로 비튼다. 이 자세를 30초
동안 유지한다. 반대쪽도 같은 방법으로 실
시한다. 뻗은 팔의 팔꿈치를 곧게 펴고 어깨
가 벽에서 너무 떨어지지 않도록 주의한다.

어깨뼈 가동 범위 넓히기
목과 어깨 통증 해소하기

STEP 1 의자에 살짝 걸터앉아 오른쪽 발꿈치를 왼쪽 다리 위에 두고
오른팔이 다리 안쪽으로 오도록 하여 발바닥을 잡는다

① 한쪽 다리를 올려서 하는 스트레칭이
  므로 반대쪽 발이 바닥에서 떨어지지
  않도록 의자에 살짝 걸터앉는다.

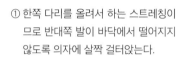

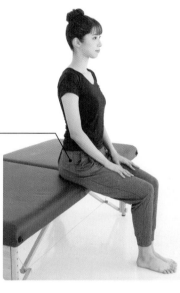

의자에
살짝 걸터앉는다

어깨뼈

오른손으로
발바닥을 잡는다

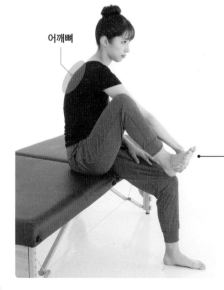

② 오른쪽 발꿈치를 왼쪽 다리 위에 두고
  오른팔이 다리 안쪽으로 오도록 하여
  오른손으로 발바닥을 잡는다.

목과 어깨에 통증이 발생하는 원인 중 하나는 어깨뼈의 움직임이 원활하지 못하기 때문이다. 어깨뼈의 가동 범위를 넓히면 움직임을 개선할 수 있다.

STEP 2 오른팔을 밀어내듯 다리에 힘을 준다

③ 오른팔을 밀어내듯 오른쪽 다리에 힘을 준다.
   이때 무릎을 펴면 다리에 힘이 들어가지 않으
   므로 무릎을 굽힌 상태에서 어깨뼈를 잡아당
   긴다는 느낌으로 다리에 힘을 준다. 등을 구부
   리는 편이 어깨뼈를 더 잘 잡아당길 수 있다.
   단, 턱을 들지 않으면 아무런 효과가 없으므로
   주의하도록 한다.

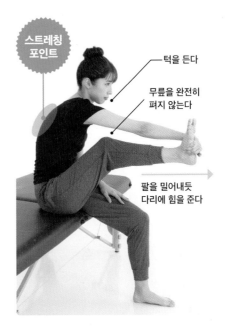

스트레칭 포인트

턱을 든다

무릎을 완전히 펴지 않는다

팔을 밀어내듯 다리에 힘을 준다

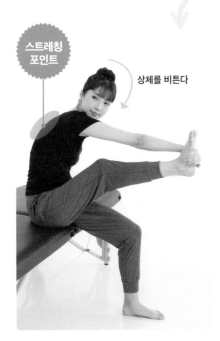

스트레칭 포인트

상체를 비튼다

④ 어깨뼈 주변 근육을 더 늘려주고 싶다면 상체
   를 오른쪽으로 비튼 상태에서 오른팔을 밀어
   내듯 다리에 힘을 준다. 이 자세를 30초 동안
   유지한다. 반대쪽도 같은 방법으로 실시한다.

아래팔 근육 스트레칭
목과 어깨 통증 바로 해결하기

STEP 1 손끝을 아래로 향하게 한 상태에서 손바닥을 벽에 댄다

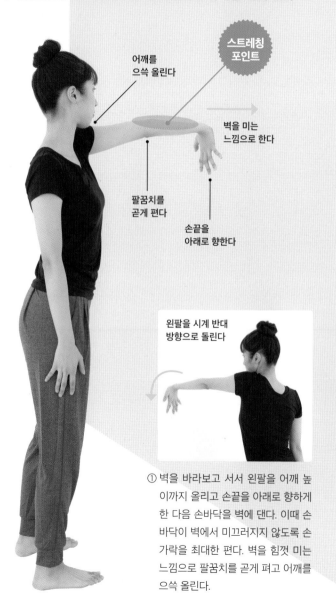

스트레칭
포인트

어깨를
으쓱 올린다

벽을 미는
느낌으로 한다

팔꿈치를
곧게 편다

손끝을
아래로 향한다

왼팔을 시계 반대
방향으로 돌린다

① 벽을 바라보고 서서 왼팔을 어깨 높
이까지 올리고 손끝을 아래로 향하게
한 다음 손바닥을 벽에 댄다. 이때 손
바닥이 벽에서 미끄러지지 않도록 손
가락을 최대한 편다. 벽을 힘껏 미는
느낌으로 팔꿈치를 곧게 펴고 어깨를
으쓱 올린다.

아래팔 근육(전완근)은 일상에서 많이 사용하는 근육이기에 그만큼
스트레칭이 필수적이다. 스트레칭을 하다 보면 통증을 느낄 수 있으나
목과 어깨 통증을 없애는 데는 큰 도움이 된다.

▶ ▶ ▶
좌우 30초
3세트

STEP 2 벽에 댄 손바닥이 움직이지 않도록 고정한 상태에서 몸을 회전시킨다

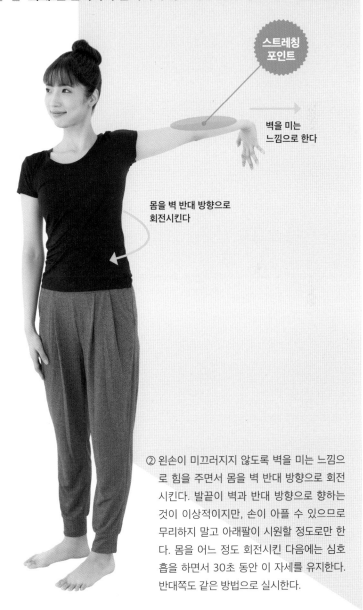

스트레칭 포인트

벽을 미는
느낌으로 한다

몸을 벽 반대 방향으로
회전시킨다

② 왼손이 미끄러지지 않도록 벽을 미는 느낌으
로 힘을 주면서 몸을 벽 반대 방향으로 회전
시킨다. 발끝이 벽과 반대 방향으로 향하는
것이 이상적이지만, 손이 아플 수 있으므로
무리하지 말고 아래팔이 시원할 정도로만 한
다. 몸을 어느 정도 회전시킨 다음에는 심호
흡을 하면서 30초 동안 이 자세를 유지한다.
반대쪽도 같은 방법으로 실시한다.

엉덩이 근육을 풀어주면
허리 통증이 해소된다

**여기에서는 엉덩이 부위를 형성하는
큰볼기근, 중간볼기근, 작은볼기근에 대한 설명을 보충하겠다.**

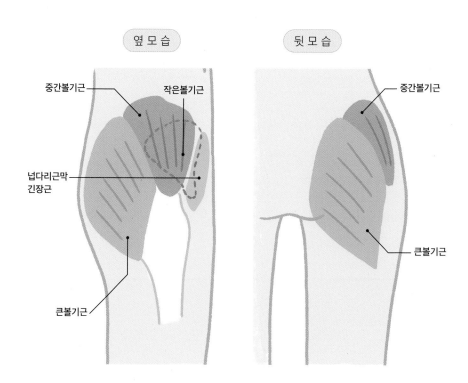

옆 모 습

뒷 모 습

중간볼기근

작은볼기근

넙다리근막
긴장근

큰볼기근

중간볼기근

큰볼기근

엉덩이의 대부분을 차지하는 근육은 큰볼기근이다. 큰볼기근의 주된 기능은 고관절을 펴는 역할이다. 그 다음으로 큰 근육이 중간볼기근인데, 엉덩이 윗부분에 위치한다. 중간볼기근의 주된 기능은 고관절을 벌리는 역할이다. 작은볼기근은 중간볼기근 안쪽에 위치하며 주된 기능은 중간볼기근과 마찬가지로 고관절을 벌리는 역할이다.

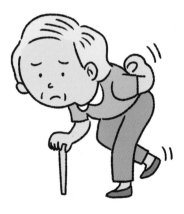

4장

무릎 통증을
해소하는 스트레칭

!

허리, 어깨, 목 통증에 이어서 일상에 큰 영향을 미치는
무릎 통증을 해소하는 스트레칭을 소개한다.
먼저 무릎이 안쪽으로 휜 상태인지 확인해보자. 허리나
어깨가 아픈 사람은 무릎이 안쪽으로 휘기 쉽다.

무릎 통증의 원인은
골반 뒤틀림이다

나이가 들면 몸 여기저기가 쑤시고 아프기 시작하는데 그중에서도 무릎 통증은 일상에 큰 영향을 미친다. 걷거나 일어서거나 앉을 때 무릎을 굽히고 펴는 동작을 많이 하기 때문이다.

하지만 나이가 많다고 해서 무조건 무릎이 아픈 것은 아니다. 최근 들어 젊은이들 중에서도 무릎 통증을 호소하는 이가 적지 않은데 그 이유는 무엇일까? 무릎 통증의 원인을 한마디로 말하면 허리, 어깨 통증과 마찬가지로 뒤틀린 골반 때문이라고 할 수 있다. 나이와 상관없이 몸의 중심축인 골반이 틀어지면 몸의 균형이 깨져 골반과 무릎 사이에 뻗어 있는 넓적다리뼈와 무릎 앞 가운데에 위치한 무릎뼈(슬개골)가 안쪽으로 돌아가게 된다.

무릎은 경첩 형태의 관절이기에 굽히고 펴는 동작에는 강하나 비트는 동작에는 약하다. 경첩이 안쪽으로 틀어진 상태에서 지속적으로 부하가 가해지면 나사가 빠져 제 역할을 못하는 상태가 된다. 무릎이 안쪽으로 휘면 이와 같은 현상이 우리 몸 안에서도 일어난다.

운동선수들이 당하기 쉬운 부상 중 하나가 전방 십자인대 파열 혹은 손상이다. 전방 십자인대는 무릎 관절 안에 있으며 무릎 관절을 안정화하는 기능을 담당한다. 태클과 같은 순간적인 과부하가 걸리면 십자인대가 파열되거나 손상된다. 무릎이 안쪽으로 휜 상태를 방치한 채 과격한 운동을 하면 무릎에 지속적인 부담이 가해져 어느 순간 걸을 수 없을 정도의 통증이 발생하게 된다.

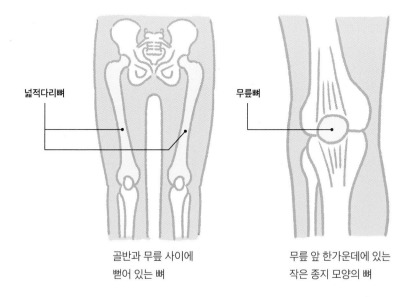

넓적다리뼈

골반과 무릎 사이에
뻗어 있는 뼈

무릎뼈

무릎 앞 한가운데에 있는
작은 종지 모양의 뼈

O자 다리와 X자 다리 또한 무릎이 안쪽으로 휜 상태다. 허리가 꺾이고 엉덩이가 뒤로 빠져 몸의 무게 중심이 뒤로 이동하면 넓적다리뼈가 안쪽으로 틀어지고 무릎 또한 안쪽으로 돌아가게 된다. 그대로 놔두면 무릎 통증을 유발하므로 76페이지를 보면서 자신의 무릎이 어느 정도 안쪽으로 휘었는지부터 확인해보자.

그럼 무릎 통증을 개선하고 예방하기 위해서는 어떻게 하면 될까? 통증을 해결하는 데는 2가지 단계가 있다. 1단계는 휜 다리의 원인인 골반 뒤틀림을 바로잡는 것이다. 앞서 소개한 스트레칭(52~59페이지)으로 경직된 허리 주변 근육을 풀어줘 틀어진 골반과 고관절을 바로잡을 필요가 있다. 실제로 허리 스트레칭만 해도 심하지 않은 휜 다리는 교정되기도 한다. 2단계는 무릎 통증을 일으키는 원인 중 하나인 발목의 둔해진 움직임을 회복시키는 것이다. 발목의 움직임이 둔해지면 발목 대신 무릎을 움직여 점점 안쪽으로 휘게 된다.

발목의 움직임이 나빠지는 원인은 정강이 바깥쪽 근육의 경직이다. 정강이 바깥쪽 근육을 스트레칭으로 풀어주면 발목의 움직임이 회복되어 무릎 혹사와 더불어 무릎이 안쪽으로 돌아가는 것을 예방할 수 있다.

모든 일에는 순서가 있듯이 스트레칭도 순서가 있다. 이 책의 목차를 보고 무릎 스트레칭부터 시작하려는 사람이 있을 것이다. 무릎 스트레칭만으로도 통증은 어느 정도 완화되겠지만 무릎 통증의 가장 큰 원인인 틀어진 골반과 고관절을 바로잡지 않으면 통증은 재발한다. 1단계인 허리 스트레칭을 한 다음 2단계인 무릎 스트레칭을 하길 바란다. 지금은 무릎이 아프지 않더라도 허리나 어깨가 아픈 사람은 무릎이 안쪽으로 휘기 쉬우므로 지금 바로 스트레칭을 시작해 허리, 어깨, 무릎 통증을 예방하자.

무릎 통증을
개선하고 예방한다

POINT 01

골반 뒤틀림을 바로잡는다

POINT 02

정강이 바깥쪽 근육을 풀어준다

무릎이 안쪽으로 휘었는지 확인하기

무릎 통증이 발생하는 이유는 무릎이 굽히고 펴는 동작에는 강하나
비트는 동작에는 약하기 때문이다.

CHECK 1 **바로 서서 한쪽 다리를 한 걸음 앞으로 내밀고 무릎을 구부린다**

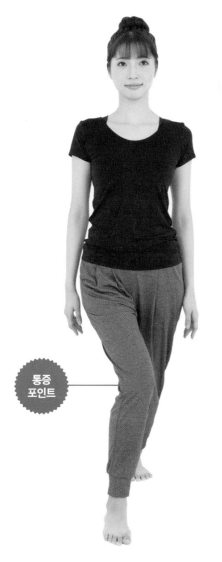

통증
포인트

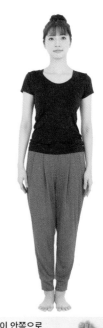

무릎이 안쪽으로
휜 상태 ▶

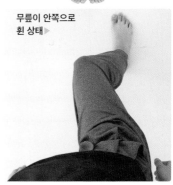

좌우를 번갈아가며 실시하고 무릎의 각
도를 확인한다. 무릎이 아픈 사람은 무릎
이 안쪽으로 휜 상태인지 확인한다.

굽히고 펴고 비트는 스트레칭
무릎 통증 개선하기

좌우 30초
3세트

무릎 통증을 개선하려면 정강이 바깥쪽 근육을 풀어주면 된다.
3장에서 소개한 허리 스트레칭으로 몸의 무게 중심을 바로잡은 후 시작하자.

STEP 1 똑바로 서서 양 손바닥을 벽에 댄다

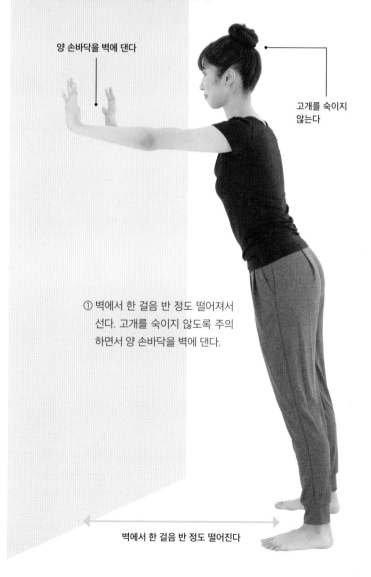

양 손바닥을 벽에 댄다

고개를 숙이지
않는다

① 벽에서 한 걸음 반 정도 떨어져서
선다. 고개를 숙이지 않도록 주의
하면서 양 손바닥을 벽에 댄다.

벽에서 한 걸음 반 정도 떨어진다

STEP 2
다리를 앞뒤로 벌리고 몸을 앞으로 구부린다

② 오른쪽 다리는 앞으로 내밀고 왼쪽
다리는 뒤로 뻗는다. 왼발의 발끝이
바깥쪽을 향하게 한다. 이때 오른쪽
무릎은 곧게 펴고 의식적으로 무릎
뼈가 바깥쪽을 향하게 한다.

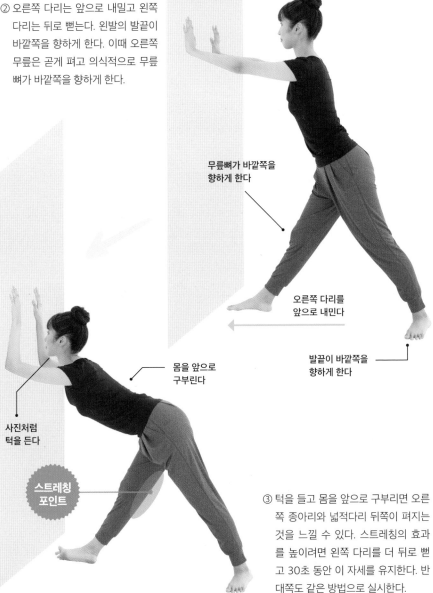

무릎뼈가 바깥쪽을
향하게 한다

오른쪽 다리를
앞으로 내민다

발끝이 바깥쪽을
향하게 한다

몸을 앞으로
구부린다

사진처럼
턱을 든다

**스트레칭
포인트**

③ 턱을 들고 몸을 앞으로 구부리면 오른
쪽 종아리와 넓적다리 뒤쪽이 펴지는
것을 느낄 수 있다. 스트레칭의 효과
를 높이려면 왼쪽 다리를 더 뒤로 뻗
고 30초 동안 이 자세를 유지한다. 반
대쪽도 같은 방법으로 실시한다.

STEP 3
몸을 비틀면 스트레칭 효과가 배로 증가한다

스트레칭의 효과를 더 높이고 싶다면
③의 상태에서 엉덩이를 오른쪽으로
밀고 오른쪽 발바닥 안쪽이 바닥에서
살짝 떨어질 정도로 오른쪽 무릎뼈를
최대한 바깥쪽으로 튼다. 양손의 위치
를 사진처럼 옮기고 몸을 왼쪽으로 비
튼다.

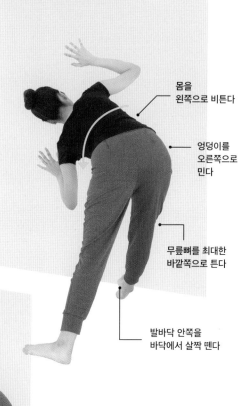

몸을
왼쪽으로 비튼다

엉덩이를
오른쪽으로
민다

무릎뼈를 최대한
바깥쪽으로 튼다

발바닥 안쪽을
바닥에서 살짝 뗀다

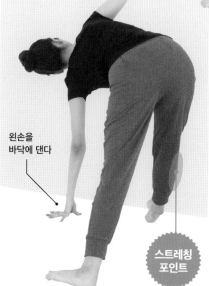

왼손을
바닥에 댄다

스트레칭
포인트

양 무릎을 곧게 편 채로 왼손을 바닥에
대고 30초 동안 이 자세를 유지한다. 왼
손이 바닥에 닿지 않는 사람은 받침대를
놓고 해도 된다. 반대쪽도 같은 방법으로
실시한다.

5장

바른 자세를
만드는 스트레칭

!

허리, 어깨, 목, 무릎 등에 나타나는 통증의 원인을
한마디로 말하면 나쁜 자세라고 할 수 있다.
이 장에서는 자세를 바르게 교정하는 방법을 소개한다.
바른 자세를 유지하면 통증 때문에 고생할 일은 없다.

바른 자세란
무엇인가

지금까지 설명한 대로 허리, 어깨, 목, 무릎 등에 나타나는 통증의 원인은 나쁜 자세로 인해 틀어진 골반과 고관절 때문이다.

원인을 알면 해결책은 간단하다. 자세를 바르게 교정하면 된다. 해결책은 단순하지만 실천하기는 쉽지 않다. 왜냐하면 나쁜 자세는 오랜 습관에서 비롯되기 때문이다. 전문가들도 나쁜 자세를 교정한다는 것은 오른손잡이가 왼손잡이로 되는 것만큼 어려운 일이라고 말한다.

많은 경우 바른 자세에 대해 잘못 알고 있다. 여성에게 많이 나타나는 '꺾인 허리'가 대표적인 사례. 엉덩이를 뒤로 빼면 허리가 예쁜 아치 모양이 된다. 언뜻 보면 아름답게 보일지 모르지만 골반이 앞으로 기울어져 엉덩이가 뒤로 빠지면 몸의 무게 중심이 뒤로 이동하게 된다. 허리통증이나 어깨 결림 뿐만 아니라 거친 피부, 변비, 내장 질환에 이르기까지 우리 몸에 여러 가지 악영향을 끼치는 것이 나쁜 자세다.

일자 허리 또한 나쁜 자세에서 비롯된다. 중년이 되면 등과 허리를 곧게 펴는 자세를 유지하기 어려워져 습관적으로 구부정한 자세를 취하게 되고 그로 인해 일자 허리가 된다. 일자 허리가 되면 무릎을 구부려 몸을 세우려 한다.

아치 모양의 허리와 일자 허리의 공통점은 엉덩이가 뒤로 빠져 몸의 무게 중심이 뒤로 이동한다는 점이다. 나쁜 자세를 개선하려면 뒤로 쏠린 무게 중심을 바로잡아야 한다. 원래 허리는 앞으로 들어가야 한다. 그렇다면 바른 자세란 무엇일까? 사례를 들어 구체적으로 설명할 테니 머릿속으로 상상하면서 이 책을 읽기 바란다.

양발의 뒤꿈치는 최대한 붙이고 발끝은 바깥쪽으로 벌려서 V자를 만든다. 두덩뼈(치골)를 밀어낸다는 느낌으로 뒤로 빠진 엉덩이를 앞으로 밀어 넣는다. 그렇게 하면 자연스럽게 배와 엉덩이에 힘이 들어가고 골반이 바른 위치에 놓인다.

손목을 돌려 양 손바닥이 바깥쪽을 향하게 하고 머리를 위로 끌어올린다는 느낌으로 등을 곧게 편다. 그러면 어깨뼈가 내려가 앞으로 오그라든 가슴이 펴지고 몸이 똑바로 서게 된다. 말하자면 하체 위에 상체가 균형 있게 올라가 있는 느낌이라고 상상하면 된다.

'백문이 불여일견'이라는 말이 있듯이 직접 해보면 더 쉽게 이해할 수 있다. 지금부터 나쁜 자세의 전형적인 사례와 자세를 바르게 교정하는 방법을 소개한다. 바르게 서고 앉고 걷는 자세가 몸에 밸 때까지 꾸준히 연습해보자.

바른 자세를 되찾아 마이너스인 몸 상태를 제로로 만들려면 다음의 세 가지 스트레칭을 해야 한다. 첫째, 허리 스트레칭으로 틀어진 골반을 바로잡는다(52~59페이지). 둘째, 가슴, 옆구리, 아래팔 근육을 풀어줘 어깨뼈의 움직임을 회복시킨다(60~67페이지). 셋째, 다리 스트레칭으로

휜 다리를 개선한다(77~79페이지). 스트
레칭으로 아우터 머슬을 풀어준 후 이너
머슬을 단련하면 몸 상태를 마이너스에
서 제로로 바꿀 수 있을 뿐만 아니라 제
로에서 플러스로도 바꿀 수 있다.

　단기간의 스트레칭을 통해 통증이
완화되더라도 나쁜 자세를 고치지 않으
면 통증은 다시 찾아온다. 무의식적으로
바른 자세를 취할 수 있도록 스트레칭을
습관화하자.

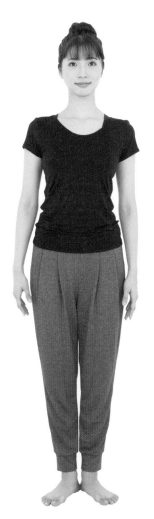

바르게 선 모습

바르게 서기 ▶▶ ①

여러분의 자세는 괜찮은가?
신체 구조를 알고 **바른 자세 취하기**

나쁜 자세 **새우등과 안짱다리는 나쁜 자세의 전형적인 사례**

먼저 상체의 나쁜 사례다. 팔을 안쪽으로 비틀어 손등이 몸 쪽으로 향하게 하면 자연스럽게 가슴이
움츠러들고 새우등이 된다. 아래팔은 일상에서 많이 사용하기에 단련하지 않으면 새우등이 되기 쉽다.

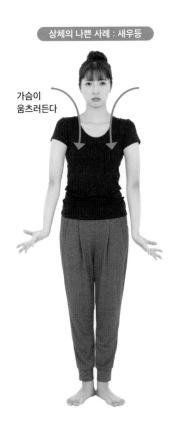

상체의 나쁜 사례 : 새우등

가슴이
움츠러든다

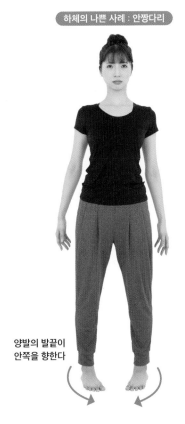

하체의 나쁜 사례 : 안짱다리

양발의 발끝이
안쪽을 향한다

새우등이나 안짱다리인 사람은 심호흡은 물론
이고 몸을 구부리고 펴거나 가슴을 펴는 동작
도 제대로 하지 못한다. 게다가 허리도 꺾여 쉽
게 통증을 느낀다.

하체의 나쁜 사례는 안짱다리로 양 발끝이 안
쪽으로 향하는 자세다. 발끝이 안쪽으로 향하
면 허리가 꺾이고 엉덩이가 뒤로 빠져 골반의
움직임이 제한되기에 바른 자세를 취하기 어렵
고 등을 곧게 펴면 허리가 과도하게 꺾인다.

상체와 하체에는 바른 자세를 만드는 포인트가 각각 있다.
그 포인트를 제대로 이해하는 것부터 시작하자.

바른 자세 **발끝이 바깥쪽을 향하고 가슴이 펴져 있다**

자세가 바르면 심호흡은 물론이고 몸을 구부리고 펴거나 가슴을 펴는 동작도 쉽게 할 수 있어
허리 통증을 예방할 수 있다.

상체의 바른 자세

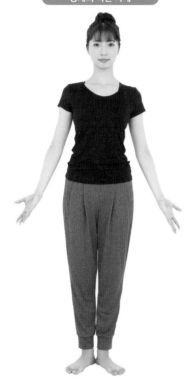

하체의 바른 자세

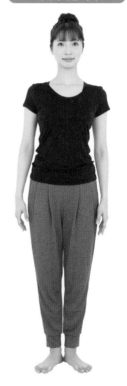

바른 자세를 만드는 포인트는 가슴을 펴는 것이다. 양 손바닥을 바깥쪽으로 향하게 한 상태에서 등을 곧게 펴보자. 수월하게 등이 펴질 것이다.

바른 자세를 만드는 포인트는 양 발끝이 바깥쪽으로 향하게 하는 것이다. 안짱다리와는 다르게 엉덩이가 조여지고 골반이 올바른 위치에 놓인다. 그러면 허리가 바로 세워져 바르게 설수 있다.

자세가 올바른지 아닌지 확인하기
뒤꿈치를 들고 서기

CHECK 1 허리가 꺾인 사람은 뒤꿈치를 들고 설 수 없다?

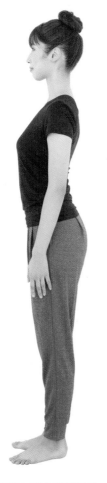

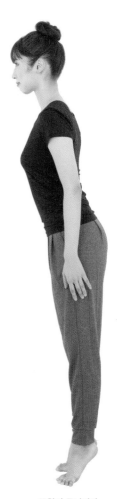

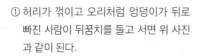

허리가 꺾인 사람이 뒤꿈치를 들고
서면 다음과 같이 된다

균형이 무너진다

① 허리가 꺾이고 오리처럼 엉덩이가 뒤로
빠진 사람이 뒤꿈치를 들고 서면 위 사진
과 같이 된다.

② 허리와 골반이 조화롭게 움직이지 못하
기에 균형이 무너져 몸이 앞으로 기울어
진다.

등을 곧게 편 자세를 유지하기 어렵다면 자세가 나쁘다는 증거다.
자세가 올바른지 확인하려면 뒤꿈치를 들고 서본다.

CHECK 2   자세가 바르면 뒤꿈치를 들고 서더라도 몸이 흔들리지 않는다

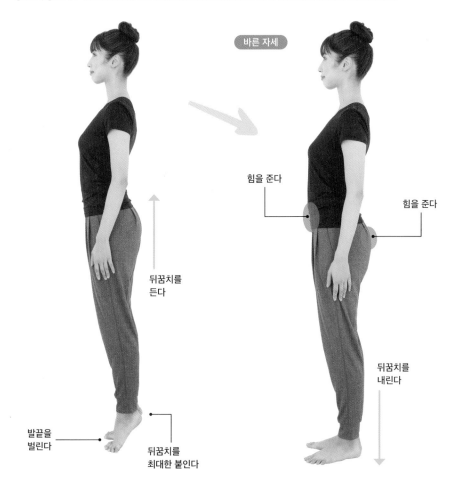

바른 자세

힘을 준다

힘을 준다

뒤꿈치를
든다

뒤꿈치를
내린다

발끝을
벌린다

뒤꿈치를
최대한 붙인다

① 똑바로 서서 양발의 뒤꿈치는 최대한 붙이고 발끝은 바깥쪽으로 벌려서 V자를 만들면 엉덩이가 조여지고 허리가 꺾이지 않는다. 이 상태에서 몸을 위로 끌어올린다는 느낌으로 뒤꿈치를 들면 균형이 잡혀 몸이 흔들리지 않는다.

② 배와 엉덩이에 힘을 주고 뒤꿈치를 천천히 내려 발바닥을 바닥에 댄다. 발바닥 전체가 바닥에 닿는 순간 머리가 몸 위에 살짝 올린 듯한 느낌이 드는데 이것이 골반이 바르게 정렬된 상태, 즉 바른 자세다.

여러분의 앉는 자세는 괜찮은가?
바른 자세로 앉는 방법

바른 자세 **의자에 깊숙이 앉은 상태에서 의자 등받이 틈새에 쿠션을 넣는다**

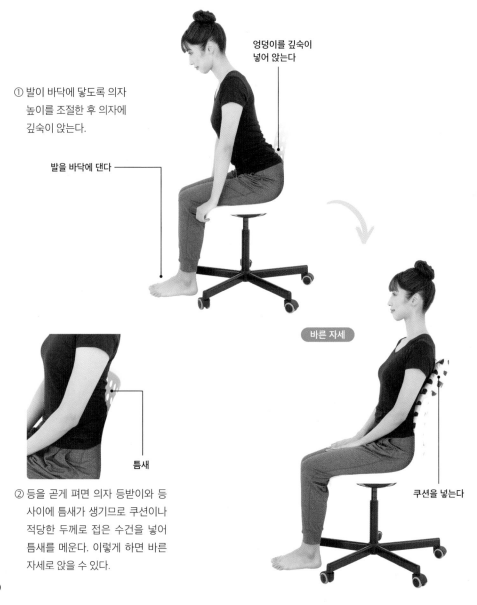

엉덩이를 깊숙이
넣어 앉는다

① 발이 바닥에 닿도록 의자
  높이를 조절한 후 의자에
  깊숙이 앉는다.

발을 바닥에 댄다

바른 자세

틈새

② 등을 곧게 펴면 의자 등받이와 등
  사이에 틈새가 생기므로 쿠션이나
  적당한 두께로 접은 수건을 넣어
  틈새를 메운다. 이렇게 하면 바른
  자세로 앉을 수 있다.

쿠션을 넣는다

장시간 책상에 앉아 일하다 보면 어느새 자세가 구부정해지는 사람이 많을 것이다.
지금부터 바른 자세로 앉는 법을 몸에 익히자.

나쁜 자세 **의자에 살짝 걸터앉으면 새우등이 되기 쉽다**

① 바른 자세로 앉으라고 하
면 의자에 살짝 걸터앉아
등을 펴는 사람이 많다.

② 오랜 시간 앉아 있으면 턱
이 앞으로 나오고 어깨가
앞으로 말려 새우등 자세
가 되기 쉽다.

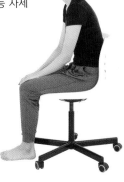

③ 다리를 꼬고 앉으면 골반
이 뒤로 기울어져 바른
자세로 앉을 수 없다.

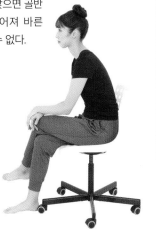

바른 자세

바른 자세를 유지하려면
다리를 꼬고 앉지 않는다

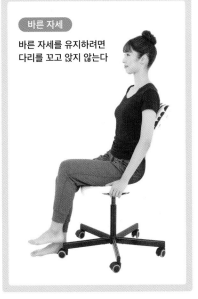

여러분의 걷는 자세는 괜찮은가?
바른 자세로 걷기

STEP 1 손으로 엉치뼈를 누르면서 걸으면 바르게 걷는 법을 익힐 수 있다

① 한 손을 뒤로 돌려 손바닥으로 엉치뼈(천골)를 누른
다. 엉치뼈란 척추뼈와 골반을 연결하는 뼈다. 엉치
뼈 부위를 손으로 누르면 무게 중심이 뒤로 쏠리거
나 머리가 앞으로 나오는 것을 예방할 수 있다.

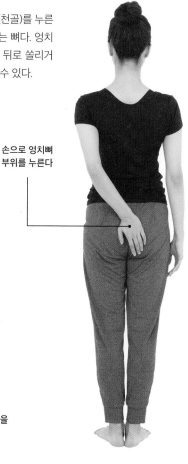

손으로 엉치뼈
부위를 누른다

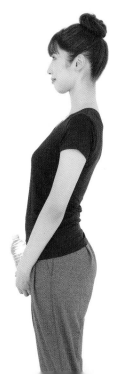

물을 넣은 페트병을
양손으로 들고
배에 댄다

허리를 앞으로 내밀며 걷는 이미지가 떠오르지 않는 사람은
어느 정도 무게가 있는 페트병을 양손으로 들고 배에 댄다.
페트병을 두덩뼈로 떠받치면서 걸어보자. 두덩뼈가 앞으로
나오면 자연스럽게 엉덩이가 조여지고 허리를 앞으로 내밀
며 걷는다는 게 어떤 것인지 알 수 있다.

걷는 자세가 나쁘면 보기에 좋지 않을 뿐만 아니라 허리 건강에도 도움이 안 된다.
바르게 서는 자세를 기본으로 한 바르게 걷는 자세에 대해 알아보자.

STEP 2 무게 중심을 의식하면서 걸으면 늘 바른 자세로 걸을 수 있다

② 엉치뼈를 누르면서 걸어보자.
　머리나 다리가 아닌 허리를
　앞으로 내민다는 느낌으로 걷
　는다.

③ 엉치뼈를 누르는 대신 두덩
　뼈로 페트병을 떠받치면서
　걸어보자.

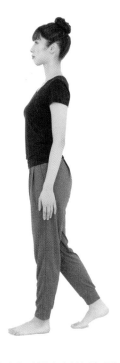

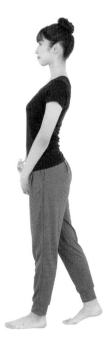

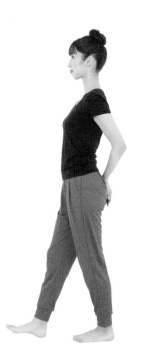

④ ②와 ③의 동작이 익숙해지면
　손을 몸 옆에 두고 걷는다. 처
　음에는 고개가 뒤로 젖혀지는
　느낌이 들 수 있지만 이것이
　바르게 걷는 자세다.

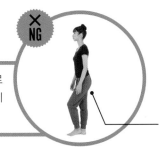

머리가 앞으로 나오고 엉덩이가 뒤로
빠지면 쉽게 피곤해지고 허리 건강에
좋지 않다.

엉덩이가
뒤로 빠진다

무게 중심 유지하기 ▶▶

30초 제자리 뛰기와 제자리걸음
체간을 효과적으로 단련하기

제자리 뛰기와 제자리걸음을 하면 몸의 무게 중심을 유지하는 데 필요한 이너 머슬을
효과적으로 단련할 수 있다.

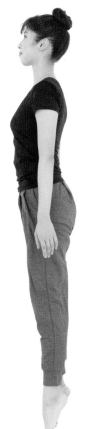

제자리 뛰기

배와 엉덩이에 힘을 주고 집중한 상태
에서 30초 동안 제자리 뛰기를 한다.
제자리에서 뛴다면 무게 중심이 안정
적으로 유지되고 있다는 증거다.

제자리 걸음

배와 엉덩이에 힘을 주고 집중한 상태
에서 30초 동안 제자리걸음을 하면
몸의 균형이 잡힌다.

✕ NG

머리가 앞으로 나오고 엉덩이가 뒤로
빠진 상태에서 제자리걸음을 하면 몸
의 균형이 맞지 않아 처음 시작한 위
치에서 벗어나게 된다.

Exercise
좋은 자세 유지하기

이너 머슬을 효과적으로 단련하는 스트레칭이다. O자 다리를 개선하는 효과와 더불어 몸의 무게 중심을 잡아주는 근육도 단련할 수 있다.

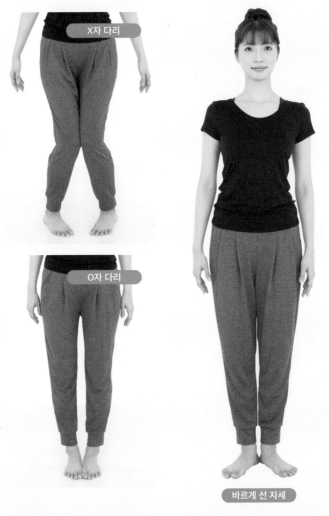

X자 다리

O자 다리

바르게 선 자세

O자 다리를 개선하려면 틀어진 골반을 교정하면 된다. 그러면 발끝이 바깥쪽으로 향하게 설 수 있다. X자 다리를 개선하려면 무릎 스트레칭(77~79페이지)을 하면 된다.

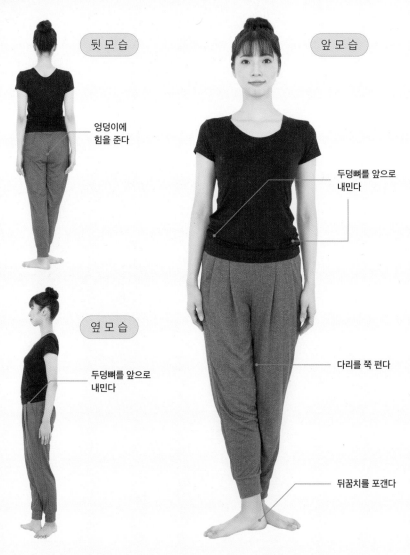

| O자 다리 개선하기 ►► | **STEP 1** 양발의 발끝을 바깥쪽으로 향하게 하고 뒤꿈치를 포갠 상태에서 다리를 쭉 편다 |

뒷 모 습

엉덩이에
힘을 준다

앞 모 습

두덩뼈를 앞으로
내민다

옆 모 습

두덩뼈를 앞으로
내민다

다리를 쭉 편다

뒤꿈치를 포갠다

① 똑바로 서서 왼발을 앞으로 내밀고 발끝을 바
깥쪽으로 향하게 한다. 오른발 뒤꿈치를 왼발
뒤꿈치 위에 포개고 발끝을 바깥쪽으로 향하
게 한다.

② 다리 안쪽에 힘을 주고 두덩뼈를 앞으로 내밀
면서 엉덩이에 힘을 주고 항문을 조인다. 이
자세를 10초 동안 유지한다.

STEP 2
무릎을 굽히고 편다

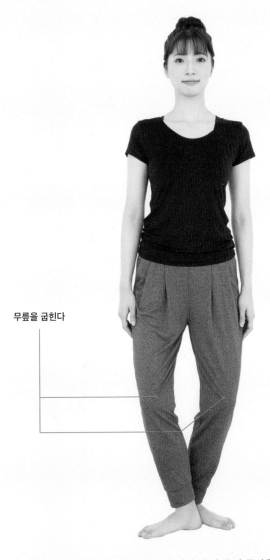

무릎을 굽힌다

③ 10초가 지나면 무릎을 굽힌다. ②와 ③의 동작을 1세트로 하여 3세트 실시한다. 처음에는 중심을 못 잡고 휘청거릴 수 있으므로 벽이나 기둥을 잡고 해도 된다.

어깨뼈 스트레칭으로
이상적인 몸을 만들자

STEP 1

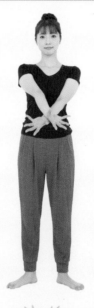

앞 모 습

옆 모 습

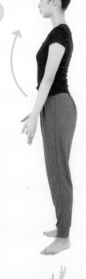

① 다리를 어깨 너비로 벌리고 서서
발끝을 바깥쪽으로 향하게 한다.
손바닥을 위로 향하게 한 상태에
서 양팔을 X자로 교차시킨다.

STEP 2

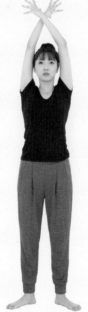

앞 모 습

옆 모 습

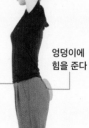

엉덩이에
힘을 준다

두덩뼈를
앞으로 내민다

② 코로 숨을 들이마시면서 양팔을
올린다. 손바닥을 뒤로 향하게 한
상태에서 엉덩이에 힘을 주고 조
이면서 두덩뼈를 앞으로 내민다.

어깨뼈를 원래의 위치로 되돌리면 처진 가슴과 엉덩이가 개선되고 등과
허리의 군살이 빠진다.

STEP 3

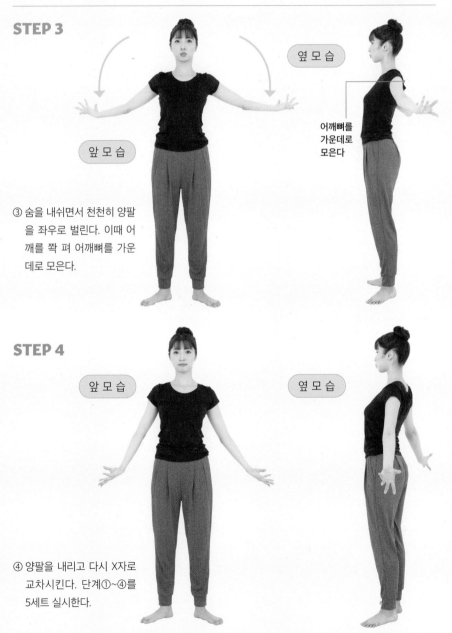

옆 모 습

어깨뼈를
가운데로
모은다

앞 모 습

③ 숨을 내쉬면서 천천히 양팔
  을 좌우로 벌린다. 이때 어
  깨를 쫙 펴 어깨뼈를 가운
  데로 모은다.

STEP 4

앞 모 습

옆 모 습

④ 양팔을 내리고 다시 X자로
  교차시킨다. 단계①~④를
  5세트 실시한다.

귀를 잡아당기는 스트레칭
두통과 눈의 피로 해소하기

컴퓨터나 스마트폰을 과도하게 사용하여 눈이 피곤하거나 머리가 아프다면
귀를 잡아당기는 스트레칭을 해보자.

TRY 양쪽 귀를 엄지와 검지로 잡아당긴다

① 엄지와 검지로 귀를 잡고
바깥쪽으로 잡아당긴다.

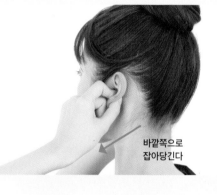

바깥쪽으로
잡아당긴다

검지로 누른다

② 검지로 귀 안쪽을 누르며 엄
지로 귀 가장자리를 얼굴 쪽
으로 잡아당긴다.

엄지로 귀 가장자리를 얼굴 쪽으로 잡아당긴다

③ 외이도가 펴지는 게 느껴지면
심호흡을 하면서 30초 동안 자
세를 유지한다. 눈을 감고 하면
눈의 피로감과 두통을 해소하
는 데 더 효과적이다.

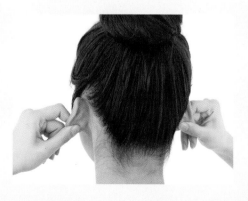

6장

'가즈식' 스트레칭
체험자들의 이야기

지금까지 5만 명이 넘는 만성 허리 통증 환자들을
진료해왔는데, 여기에서는 그들의 이야기를 몇 가지
소개하겠다. 이 책에서 소개하는 가즈식 스트레칭을
실천하면 시술과 동일한 결과를 얻을 수 있다.

※개인의 견해일 뿐 반드시 시술의 성공을 보장하는 것은 아니다.

허리 통증의 원인이 어디에 있는지 알게 되었어요

(A씨, 사이타마 시 거주)

15년 전, 왼쪽 허리를 크게 다친 후로 만성 허리 통증에 시달렸습니다. 여러 병원을 찾아다니며 전기 치료와 마사지 등을 받았고 허리에 무리가 가는 행동은 스스로 자제했습니다. 하지만 통증은 전혀 줄어들지 않았어요. 치료 직후에는 통증이 사라진 듯했으나 얼마 지나지 않아 다시 찾아왔습니다.

사코다 선생님에게 시술을 받으며 그동안 어떤 치료를 받았는지 자세히 알려줬습니다. 그러자 허리 통증의 원인이 어디에 있는지 친절하게 설명해주었습니다. 사코다 선생님의 시술은 아픈 부위를 치료하는 것이 아니라 통증의 원인이 되는 부위를 찾아 치료하기에 효과를 바로 실감할 수 있었습니다. 지금까지 경험해보지 못한 독특한 시술이었습니다. 통증에서 해방된 지금은 가즈식 스트레칭을 꾸준히 하면서 몸을 관리하고 있습니다.

시술 후 통증이 호전되어 잘 걸을 수 있게 되었어요

(M씨, 홋카이도 거주)

목, 어깨, 허리 통증을 늘 달고 살았습니다. 최근에는 걸을 때마다 고관절이 아프고 뭔가 걸리는 듯한 느낌이 들어 외출하기가 꺼려질 정도였습니다. 80대 노인보다도 거동이 불편해 이대로 나이를 먹는 게 두렵곤 했습니다.

집 근처에 온천 시설을 갖춘 정체원이 있어 한 달에 두 번 정도 다니며 통증을 견뎌왔는데, 치료를 받아도 전혀 차도가 없었습니다. 우연히 사코다 선생님이 유튜브에 올린 동영상을 보고 정체원에 찾아갔습니다. 다른 곳과는 다르게 통증이 있는 부위는 말할 것도 없고 통증이 없는 부위에 대해서도 상세하게 설명해주었습니다. 시술 후 바로 효과가 나타나 안심하고 시술을 받았습니다.

사코다 선생님은 내 몸 상태가 어떤지 자세히 설명해주고 통증을 근본적으로 해소할 수 있는 몇 가지 방법도 알려주었습니다. 아픈 데만 치료하던 곳과는 전혀 달랐어요. 통증을 평생 안고 살아가야 한다는 생각에 울적했는데 시술을 받은 후로는 수월하게 걷게 되었습니다.

통증 없이 걸을 수 있는 게 몇 년 만인지 모르겠습니다. 사코다 선생님에게 감사의 말을 전합니다. 홋카이도로 돌아가면 가즈식 스트레칭을 꾸준히 할 생각입니다.

지금까지 받은 치료 중에서
가장 효과가 좋았어요

(A씨, 오이타 현 거주)

7년 전, 허리를 삐끗한 후로 오랫동안 허리 통증으로 고생했습니다. 최근에는 허리뿐만 아니라 어깨와 고관절 그리고 무릎에도 통증이 생겨 일과 일상생활에 지장을 줄 정도였습니다. 통증이 갈수록 심해져 병원을 찾아갔지만 정확한 원인을 진단받지 못한 채 약과 파스만 처방받았습니다.

아픈 부위를 두드리거나 주무르면서 고통의 나날을 보내던 중 사코다 선생님을 만나게 되었습니다. 통증의 원인이 아픈 부위가 아닌 관련된 다른 부위에 있을 수도 있다는 사코다 선생님의 설명이 설득력 있게 다가왔어요. 통증의 원인을 알려주기 위해 신체 구조는 물론이고 근육과 근육이 서로 어떻게 연결되어 있는지에 대해서도 설명해주는 모습에 마음 놓고 시술을 받았습니다.

사코다 선생님은 아픈 곳을 세세히 살피고 아픈 이유에 대해서도 친절히 말해주었습니다. 치료법 또한 독특했는데 아픈 부위가 아닌 통증의 원인이 되는 부위를 치료했습니다. 통증을 해소하고 재발을 예방하기 위한 방법으로 가즈식 스트레칭도 소개받았습니다. 지금까지 받은 치료 중에서 가장 효과가 좋았습니다. 통증을 근본적으로 해소하고 싶은 사람들에게 추천합니다.

체험담 4

허리 통증과 좌골신경통이 사라져
수술할 필요가 없어졌어요

(K씨, 마치다 시 거주)

8년 전부터 허리 통증과 좌골신경통에 시달렸고 고관절도 좋지 않았습니다. 요즘에는 걷기도 힘들 정도로 고관절이 아팠어요. 저는 어린이집에서 일해서 쪼그려 앉을 때가 많은데, 그래서인지 일상생활이 어려울 정도로 점점 통증이 심해졌습니다. 통증을 견디다 못해 병원에 가기도 하고 복근 운동으로 몸을 단련하기도 했습니다.

병원에서 처방받은 진통제를 먹으면 일시적으로 통증이 사라졌지만, 약이 떨어지면 통증이 다시 찾아왔습니다. 복근을 단련하라는 접골사의 말을 듣고 한동안 복근 운동을 했지만 통증은 줄어들지 않았습니다. 마지막으로 병원에 갔을 때는 수술 외에는 다른 방법이 없다고 이야기를 들었습니다. 자포자기의 심정으로 방법을 찾던 중 지인의 소개로 사코다 선생님을 만나게 되었습니다.

정체원을 처음 찾아간 날에는 문진과 검사를 하는 데 1시간 정도 걸렸습니다. 몸의 균형이 잘 맞는지, 통증의 원인이 어디에 있는지를 살피는 진료는 처음이었는데 세심한 배려에 감동을 받았습니다. 어떻게 하면 통증이 해소되고 몸 상태가 개선되는지 친절하게 설명해준 덕분에 통증이 싹 가시고 수술을 할 필요도 없어졌습니다.

아프면 다시 찾아오라는 말만 반복하던 병원과는 다르게, 사코다 선생님은 내 몸 상태를 알기 쉽게 설명해주고 스스로 건강을 관리하는 방법도 가르쳐주었습니다.

나처럼 수술 외에는 다른 방법이 없다는 말을 들은 사람들에게 포기하지 말라는 이야기를 해주고 싶습니다. 몸의 균형을 바로잡으면 수술이 필요하지 않을 수도 있어요.

운동과 스트레칭을 꾸준히 하면 통증은 재발하지 않아요

(H씨, 하와이 거주)

좌골신경통 때문에 허리부터 엉덩이, 종아리까지 아팠습니다. 특히 종아리는 칼로 찌르는 듯한 날카로운 통증이 느껴져 일을 할 수 없는 상황이었습니다. 미래에 대한 불안감 때문에 정형외과, 신경외과, 재활병원 등을 찾아다니며 치료를 받았고 요가 학원도 다녔습니다.

정형외과나 신경외과에서는 진통제만 처방했고 재활병원에서는 엎드려 눕게 한 후 허리만 꾹꾹 눌렀습니다. 통증이 사라지기는커녕 오히려 심해졌습니다. 나중에 척추전방전위증이라는 진단을 받고 나서야 허리를 누르면 안 된다는 사실과 통증이 심해진 이유를 알게 되었습니다.

친절한 사코다 선생님의 설명을 들으면서 허리 통증에 대한 생각이 뿌리부터 바뀌게 되었습니다. 지금까지 해온 방법이 잘못되었다는 사실을 깨달았어요. 시술을 받은 후 통증이 사라진 것은 물론이고 가족에게 걷는 자세가 달라졌다는 말도 들었습니다. 스스로는 느끼지 못했지만 발소리가 작아졌다고 합니다.

통증 안녕!
30초 스트레칭

초판 1쇄 인쇄 2021년 8월 26일
초판 1쇄 발행 2021년 9월 7일

지은이 | 사코다 가즈야
옮긴이 | 최말숙

발행인 | 윤호권·박헌용
본부장 | 김경섭
책임편집 | 강경선

발행처 | (주)시공사
출판등록 | 1989년 5월 10일(제3-248호)
주소 | 서울시 성동구 상원1길 22 (우편번호 04779)
전화 | 편집 (02) 2046-2863·마케팅 (02) 2046-2800
팩스 | 편집·마케팅 (02) 585-1755
홈페이지 www.sigongsa.com

ISBN 979-11-6579-647-1 13510